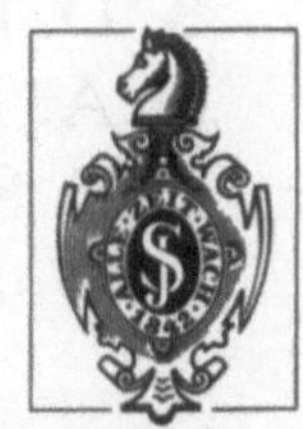

Fachschwester Fachpfleger

Innere Medizin – Intensivmedizin

Herausgegeben von
M. Alcock · Heidelberg P. Barth · Schwäbisch Hall
K. D. Grosser · Krefeld W. Nachtwey · Hamburg
G. A. Neuhaus · Berlin F. Praetorius · Offenbach
H. P. Schuster · Mainz M. Sucharowski · Berlin
P. Wahl · Heidelberg

Stewart M. Brooks

Fortbildung 1

Grundlagen des Wasser- und Elektrolythaushaltes

Deutsche Bearbeitung von
H. P. Schuster und H. Lauer

Mit 27 Abbildungen

Springer-Verlag
Berlin Heidelberg New York 1978

Autor:
Stewart M. Brooks
Newton-Wellesley Hospital
School of Nursing
Newton Lower Falls, MA 02162
USA

Deutsche Bearbeitung:
Professor Dr. Hans Peter Schuster
und Hildegard Lauer
II. Medizinische Universitäts-Klinik
und Poliklinik
Langenbeckstraße 1, 6500 Mainz

Ins Deutsche übersetzt von
Gunter und Monica Kaiser
Römerstraße 40
7071 Böbingen/Rems

Titel der amerikanischen Ausgabe:
Basic Facts of Body Water and Ions
Third Edition
© Springer Publishing Company, Inc. New York, N. Y. 1973

ISBN-13: 978-3-540-08429-7   e-ISBN-13: 978-3-642-66751-0
DOI: 10.1007/978-3-642u-66751-0

Library of Congress Cataloging in Publication Data. Brooks, Stewart, M. Fortbildung 1, Grundlagen des Wasser- und Elektrolythaushaltes (Fachschwester, Fachpfleger: Innere Medizin, Intensivmedizin) Translation of Basic facts of body water and ions. Bibliography: p. Includes index. 1. Water-electrolyte imbalances. 2. Water-electrolyte balance. I. Schuster, Hans Peter, 1937 – II. Lauer, Hildegard. III. Title. IV. Series. RC 630.B7615   615'.63   77-14432

Satz- u. Bindearbeiten: G. Appl, Wemding, Druck: aprinta, Wemding
2127/3140-543210

Vorwort

Mit den „Grundlagen des Wasser-, Elektrolyt- und Säure/ Basen-Haushaltes" legen wir den ersten Fortbildungsband der Sektion Innere Medizin — Intensivmedizin der Schriftenreihe Fachschwester — Fachpfleger vor. Während die Weiterbildungsbände dieser Schriftenreihe den Grundstoff der praktischen Unterweisung und des theoretischen Unterrichtes der einzelnen Weiterbildungslehrgänge in systematischer Weise erfassen, sollen die Fortbildungsbände spezielle Probleme der Intensivmedizin eingehender darlegen. Sie sollen den *Lernenden* das Verständnis für den theoretischen Hintergrund, den Sinn und Zweck der von ihnen ausgeführten praktischen Maßnahmen vertiefen und dem *Lehrenden* die Erarbeitung des Lehrstoffs und die Durchführung des Unterrichts erleichtern.

Die Fortbildungsbände sollen über das unmittelbare Anliegen der Weiterbildung hinaus allen in der Intensivmedizin tätigen Schwestern, Pflegern und Ärzten eine Hilfe bei der Ausübung ihres täglichen Dienstes sein.

Oktober 1977   Die Herausgeber

Vorwort zur dritten amerikanischen Auflage

In diesem Buch werden die physiologischen Grundlagen des Flüssigkeits- und Elektrolythaushalts kurz und leicht verständlich dargestellt und Richtlinien zur Infusionstherapie gegeben. Der Leser sollte immer daran denken, daß auch auf diesem Gebiet die Meinungen der Fachleute in einzelnen Punkten noch immer auseinandergehen und daher keine Lehrmeinung ein absolutes Dogma sein kann. Ich hoffe, daß die vorliegende, überarbeitete, dritte Ausgabe den Anklang findet, der der zweiten zuteil wurde.

Waban, Massachusetts, Januar 1973   Stewart M. Brooks

Inhaltsverzeichnis

1. Einleitung

Schon bald nach Entdeckung des Blutkreislaufs durch W. HARVEY (1616) wurde diskutiert, ob Fremdstoffe direkt ins Blut eingebracht werden könnten. C. WREN spritzte im Jahre 1656 einem Hund Wein in eine Vene. J. DENIS versuchte im Jahre 1667, einem Menschen Schafsblut zu transfundieren und bereits im Jahre 1843 führte C. BERNARD die intravenöse Ernährung ein, indem er verschiedenen Tieren Zuckerlösungen infundierte. Um die Jahrhundertwende war die parenterale Verabreichung von Salz- und Zuckerlösungen allgemein anerkannt und wurde in breitem Umfang angewandt, bot sie sich doch bei oberflächlicher Betrachtung in Fällen, in denen eine normale Ernährung unmöglich war, als Mittel der Wahl an. Das Verfahren schien denkbar einfach. Man suchte sich eine Vene und infundierte einen oder zwei Liter einer Salz- oder Glucoselösung. Daß die Dinge in Wahrheit wesentlich komplizierter sind, bekamen Krankenhauspatienten vergangener Jahre am eigenen Leibe zu spüren. Jeder kennt den fatalen Ausspruch: „Operation gelungen − Patient tot." − Nur langsam und unter Mühen drang man tiefer in die Problematik ein. Vor etwa 30 Jahren wurden die Begriffe „Flüssigkeit" und „Elektrolyte", nicht ohne beträchtliche Verwirrung zu stiften, Bestandteil der Medizin. Die an sich schon schwierige Materie wurde dadurch kompliziert, daß Wissenschaftler und Ärzte keine einheitlichen Fachausdrücke verwendeten. So war dieses Thema über ein Jahrzehnt hinaus Stiefkind der medizinischen Ausbildung. Auch heute fällt es noch vielen schwer, sich mit diesem Gebiet anzufreunden.

Das muß nicht sein. Für den klinischen Gebrauch ist die Methode inzwischen bis ins kleinste Detail erarbeitet. Man muß lediglich bestimmte grundlegende Tatsachen kennen und beachten. Letztlich läßt sich das Gebiet in drei voneinander abhängige Problemkreise einteilen: Flüssigkeits-Haushalt (Wasser), Elektrolyt-Haushalt (Ionen) und Säure-Basen-Haushalt (pH-Wert). (Abb. 1.) Hat man die Zusammenhänge einmal begriffen, fügt sich eins zum anderen. Im folgenden wird jeder Problemkreis gesondert abgehandelt und anschließend das Zusammenwirken beim Gesunden und zuletzt beim Kranken besprochen.

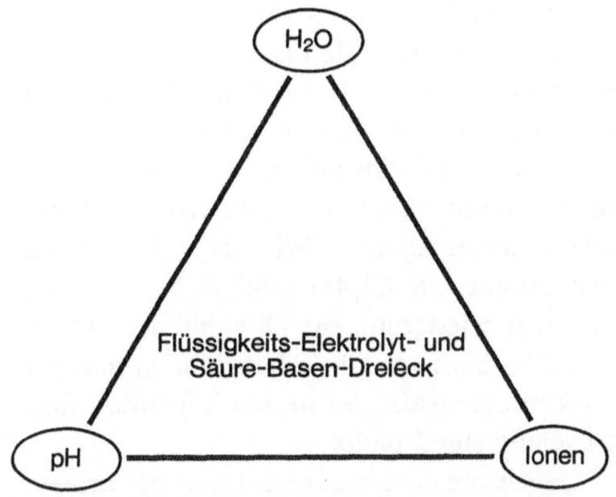

Abb. 1. Die drei Problemkreise des Flüssigkeits-Elektrolyt-und Säure-Basen-Haushalts

2. Wasser

2.1. Gesamtkörperwasser

Die Gesamtmenge an Körperwasser macht bei einem Mann 50 bis 70 %, bei einer Frau 45 bis 65 % des Körpergewichtes aus. Dieser Prozentsatz ist individuell sehr unterschiedlich und vor allem vom Gehalt des Körpers an Fett abhängig. Fett enthält praktisch kein Wasser. Bei Adipösen (35 % Körperfett) kann der Wassergehalt bis auf 40 % des Körpergewichts absinken, während er bei einem schlanken Menschen (8 % Körperfett) 70 % betragen kann. Das ist keineswegs nur von akademischem Interesse, denn es bedeutet, daß ein adipöser Patient durch eine mit Wasserverlust einhergehende Krankheit stärker gefährdet ist.

Auch das Alter des Patienten spielt eine nicht unbedeutende Rolle. Beim Neugeborenen beträgt der Anteil des Wassergehaltes am Körpergewicht 70 bis 80 %. Im 6. Lebensmonat sinkt er recht deutlich auf etwa 60 % ab, um dann bis zum Alter von etwa 10 Jahren sehr langsam auf etwa 55 % abzufallen. In diesem Alter beginnen Knaben Flüssigkeit „einzulagern". Mit etwa 25 Jahren wird erneut ein Gipfel von 70 % erreicht, dem sich wiederum ein allmählicher Abfall auf 60 % bis zum 50. Lebensjahr anschließt — ein Prozentsatz, der in den folgenden Jahren relativ stabil bleibt.

Im Gegensatz dazu verringert sich bei Frauen der prozentuale Anteil des Wassergehaltes am Gesamtgewicht mit zunehmendem Alter und erreicht etwa im 50. Lebensjahr einen konstanten Wert von 45 %. Diesen Werten kommt bei Erkrankungen, die mit Wasserverlust einhergehen, eine nicht geringe Bedeutung zu. Dies gilt vor allem für Dehydratationszustände beim Säugling. Während der ersten Lebensjahre dürfen Störungen im Flüssigkeitshaushalt nie auf die leichte Schulter genommen werden.

Merke:
1. Das Gesamtkörperwasser beträgt beim Erwachsenen durchschnittlich 60 % des Körpergewichts.
2. Der Gehalt an Gesamtkörperwasser hängt vom Fettgehalt des Körpers ab.
3. Der Gehalt an Gesamtkörperwasser hängt vom Alter ab.

2.2. Flüssigkeitsräume

Für den praktischen Gebrauch empfiehlt es sich, 60 % des Körpergewichts als Mittelwert für den Gehalt an Gesamtkörperwasser anzunehmen (Abb. 2.1.). Das bedeutet beispielsweise, daß bei einem Patienten mit 70 kg Körpergewicht das Gesamtkörperwasser 42 kg und damit 42 l beträgt (ein Kilogramm entspricht einem Liter Wasser). Von diesen 42 l liegen 28 l (40 % des Körpergewichts) *in* der Zelle (Intracellularraum oder intracelluläres Kompartiment) und 14 l (20 % des Körpergewichts) *außerhalb* der Zelle (Extracellularraum oder extracelluläres Kompartiment). Von diesem extracellulären Volumen befinden sich 10,5 l (15 % des Körpergewichts) zwischen den Zellen (Intercellularraum oder interstitielles Kompartiment) und 3,5 l (5 % des Körpergewichts) sind flüssiger Anteil des Blutes (Plasmaraum oder intravasales Kompartiment). Man präge

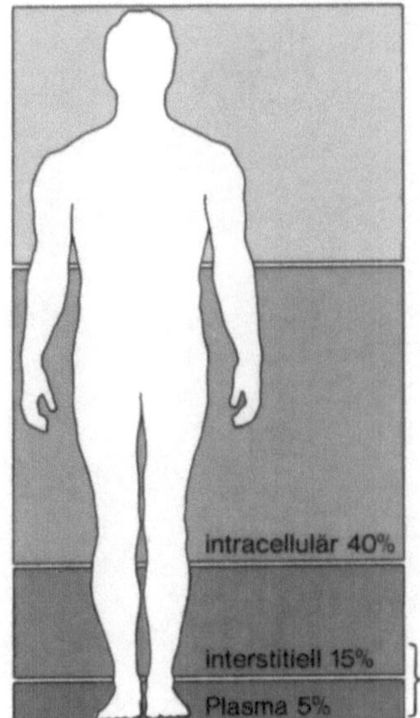

Abb. 2.1. Aufteilung des Körperwassers auf die Flüssigkeitsräume

sich ein, daß die Gesamtkörperflüssigkeit 60 % des Körpergewichts beträgt und sich aus 40 % des KG intracellulärer Flüssigkeit, 15 % des KG interstitieller Flüssigkeit und 5 % des KG Plasmawasser zusammensetzen. Ein weiteres Beispiel: Ein Patient hat ein Körpergewicht von 60 kg. In diesem Falle beträgt das Gesamtkörperwasser 60 % von 60 kg, also 36 l, das extracelluläre Kompartiment beläuft sich auf 20 % von 60 kg oder 12 l, von denen wiederum 9 l als interstitielle Flüssigkeit (15 % von 60 kg) und 3 l (5 % von 60 kg) als Plasmaflüssigkeit vorliegen. Als Gegenprobe ergeben 24 l + 9 l + 3 l = 36 l.

Merke:
60 % (des Körpergewichts) Gesamtkörperwasser verteilen sich auf 40 % intracelluläre Flüssigkeit plus 15 % interstitielle Flüssigkeit plus 5 % Plasmaflüssigkeit
oder
60 % (des Körpergewichts) Gesamtkörperwasser verteilen sich auf 40 % im Intracellularraum plus 20 % im Extracellularraum.

2.3. Flüssigkeitsverschiebungen zwischen den Flüssigkeitsräumen und Osmose

Nun wenden wir uns den Mechanismen zu, die bewirken, daß die Volumina dieser Kopartimente möglichst konstant bleiben.
Die Grenze zwischen intracellulärem und interstitiellem Raum ist die Summe aller Zellmembranen. Das Grundprinzip des Flüssigkeitsgleichgewichtes zwischen den Kompartimenten besteht darin, daß die Zellmembran neben anderen Eigenschaften die Fähigkeit hat, semipermeabel zu sein, d. h. sie erlaubt die *freie Beweglichkeit von Wassermolekülen*, verhindert aber — ganz oder teilweise — den Durchtritt gelöster Teilchen. Wenn eine solche Membran zwei wässrige Lösungen mit *unterschiedlicher Dichte* (Konzentration der in ihr gelösten Stoffe) trennt, ist der Hauptstrom des *Wassers* durch die Membran in Richtung auf die Lösung *größerer* Dichte (höherer Konzentration der in ihr gelösten Teilchen) gerichtet (Abb. 2.2). Unter Dichte versteht man die Konzentration *gelöster Teilchen* (Ionen und/oder Moleküle). Diese Bewegung hält so lange an, bis die beiden Lösungen die gleiche Dichte (Konzentration) erreicht haben und damit die Flüssigkeitsbewegung in beide Richtungen gleich stark ist.

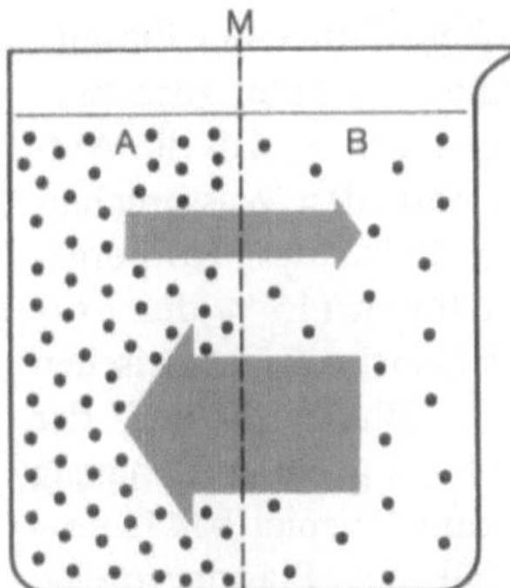

Abb. 2.2. Osmose: Wasser diffundiert frei durch die semipermeable Membran (M), wobei der Hauptstrom von der weniger dichten (weniger konzentrierten) Lösung zur dichteren (höher konzentrierten) Lösung – siehe Pfeil – gerichtet ist. (Die Dichte ist durch die Anzahl schwarzer Punkte, die gelöste Teilchen darstellen sollen, versinnbildlicht)

Diesen Vorgang bezeichnet man als Osmose. Wasser diffundiert, wie bereits gesagt, von der weniger dichten zur dichteren, d. h. zur konzentrierten Lösung hin. Diese Tatsache läßt sich auch so formulieren: Die *weniger dichte* Lösung hat den *höheren Wassergehalt.* Normalerweise sind die Dichten (Konzentrationen gelöster Teilchen) des interstitiellen und des intracellulären Kompartiments so aufeinander abgestimmt, daß ein osmotisches Gleichgewicht besteht, wenn die Wasserverteilung 15 % zu 40 % des Körpergewichtes beträgt. Wenn diese Konzentrationen gestört sind, lassen sich die daraus erwachsenden Folgen leicht ableiten. Wenn beispielsweise die Konzentration von Natriumchlorid im Interstitium abfällt, führt dies zu einem übermäßigen Einstrom von Wasser in die Zellen. Eine Zunahme der Natriumchloridkonzentration im Interstitium führt dagegen zum Wasserentzug aus den Zellen.

Da das interstitielle Kompartiment nicht nur an das intracelluläre Kompartiment sondern auch an den Plasmaraum grenzt, bildet es mit diesem ein zweites osmotisches System, bei dem die Capillarwand als semipermeable Membran wirksam wird. In diesem Fall wird Wasser durch den hydrostatischen Druck des Blutes durch die Capillarwand in das Interstitium abgepreßt. Bei Abnahme des hydrostatischen Druckes im venösen Schenkel der Capillare wird es durch den kolloid-osmotischen (oder onkotischen) Druck der Plasmaproteine wieder in die Capillaren zurückgeholt (Abb. 2.3). Wesentlich ist, daß die Aufrechterhaltung eines normalen Wassergehaltes im Plasmaraum (5 % des Körpergewichts) und im Interstitium (15 % des Körpergewichts) und das Gleichgewicht zwischen beiden Räumen vom Blutdruck und der Konzentration der Plasmaproteine abhängig sind. So kommt es zum Beispiel bei Unterernährung mit Abfall der Plasmaproteine zum Verlust erheblicher Wassermengen in das Interstitium und damit zur Einlagerung von Ödemen und Ausbildung von Ascites.

Im Gegensatz dazu kommt es bei Dehydratationszuständen mit Verlust von Wasser aus dem Plasmakompartiment zur *relativen* Zunahme der Plasmaproteinkonzentration mit

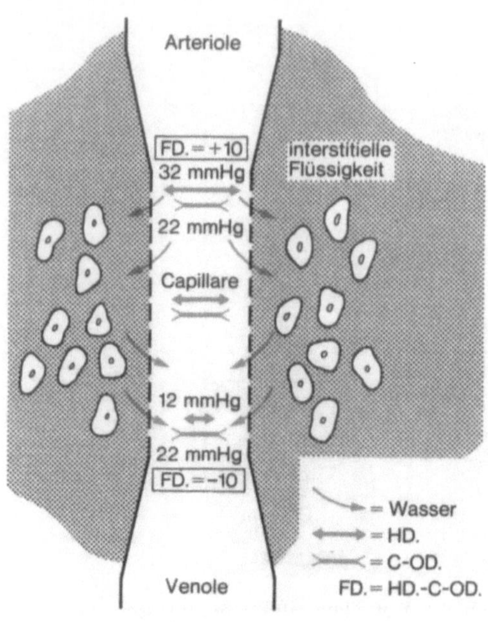

Abb. 2.3. Flüssigkeitsgleichgewicht zwischen Plasma und Interstitium. Auf der arteriellen Seite der Capillare wird Flüssigkeit durch hydrostatischen Druck (HD.), der den kolloid-osmotischen Druck (c.-o D.) des Bluts übersteigt, durch die Capillarwand abgepreßt, d. h. der sog. Filtrationsdruck (FD.) liegt über 10 mmHg. Auf der venösen Seite wird die Situation ins Gegenteil verkehrt: Da der HD. abfällt, wird bei gleichbleibendem c.-o D. Flüssigkeit in die Capillare „zurückgezogen", sobald der onkotische Druck über 10 mmHg (22–12 mmHg) liegt. Im Endeffekt wird zwischen Plasma und Interstitium ein Gleichgewicht hergestellt. Als Kolloid-osmotischen (onkotischen) Druck bezeichnet man die Wasserbindungsfähigkeit der Eiweißteilchen. Da die im Blutplasma gelösten Eiweißteilchen die Capillarmembran nicht oder nur schwer passieren können, ist die Eiweißkonzentration im Plasma wesentlich höher als in der interstitiellen Flüssigkeit. Der Unterschied zwischen Kolloid-osmotischem Druck und hydrostatischem Druck ergibt den Filtrationsdruck

dem Ergebnis, daß Wasser dem Interstitium verstärkt entzogen und dem Intravasalraum zugeführt wird.

Das neu erworbene Wissen über das Flüssigkeitsgleichgewicht zwischen den Kompartimenten läßt sich auf einen konkreten Fall anwenden. Wenn man sehr viel mehr Wasser trinkt als der Körper benötigt, kann dies zu einem ernsten, ja lebensbedrohlichen Zustand einer Wasserintoxikation führen. Folgendes geschieht: Das aufgenommene Wasser wird über den Darm resorbiert und gelangt ins Blut – das Plasmakonpartiment-, wodurch das Blutvolumen und damit auch der Blutdruck ansteigt. Als Folge des erhöhten Blutdruckes wird Wasser vermehrt durch die Capillarwand in den interstitiellen Raum abgepreßt. Da hierdurch die Konzentration gelöster Teilchen im Interstitium abnimmt, führt dies zu einer Flüssigkeitsverschiebung in das nun relativ dichtere Intracellularkompartiment. Die Symptome der Wasserintoxikation sind durch eine ausgeprägte „Überwässerung" der Zelle bedingt. An dieser Stelle wird deutlich, daß Veränderungen des Wasseranteils in einem Kompartiment immer Veränderungen in den beiden anderen nach sich ziehen. Ein weiteres Beispiel verdeutlicht diesen Grundmechanismus: Trinkt man ein größeres Quantum Salzwasser, ist die Niere nicht in der Lage, einen Anstieg der Kochsalzkonzentration im Interstitium zu verhindern. Daraufhin wandert Flüssigkeit aus dem Intracellularraum in das Interstitium und von diesem in das Plasmakompartiment. Das bedeutet zwangsläufig, daß der Blutdruck als Folge eines erhöhten Blutvolumens ansteigt und damit die Urinausscheidung zunimmt. Tatsächlich werden für jeden Liter Salzwasser, den ein Schiffbrüchiger trinkt, 1 ½ Liter Urin ausgeschieden, wobei die Differenz letztlich dem intracellulären Kompartiment entnommen wird. Todesursache ist die Dehydratation.

Merke:
1. Das Körperwasser wird durch die Kräfte osmotisch-onkotischer Druck und hydrostatischer Druck auf die Flüssigkeitsräume verteilt.
2. Osmotisches Gesetz: Wasser wandert an semipermeablen Membranen vom Ort niedrigerer Dichte (geringerer Konzentration gelöster Teilchen) zum Ort höherer Dichte (höherer Konzentration gelöster Teilchen) solange, bis beide Lösungen die gleiche Dichte (Konzentration) erreicht haben, d. h. osmotisches Gleichgewicht hergestellt ist.

3. Onkotischer (kolloid-osmotischer) Druck ist die Wasserbindungskraft der Proteine, er hängt von der Proteinkonzentration im Plasma ab.
4. Hydrostatischer Druck ist der Blutdruck in den Capillaren, er hängt vom arteriellen Blutdruck ab.
5. Veränderungen des Wasseranteils in einem Kompartiment verursachen immer Veränderungen in den beiden anderen Kompartimenten.

2.4. Flüssigkeitsverschiebungen im Magen-Darm-Trakt

Eine spezielle Situation von „Flüssigkeitsgleichgewichten" besteht zwischen dem Plasma und den Sekreten des Gastrointestinaltraktes, die ihrerseits aus Plasma gebildet werden. Die Gesamtmenge der im Gastrointestinaltrakt abgesonderten Flüssigkeiten kann innerhalb von 24 h bis zu 8200 ml betragen (Abb. 2.4). Diese erhebliche Flüssig-

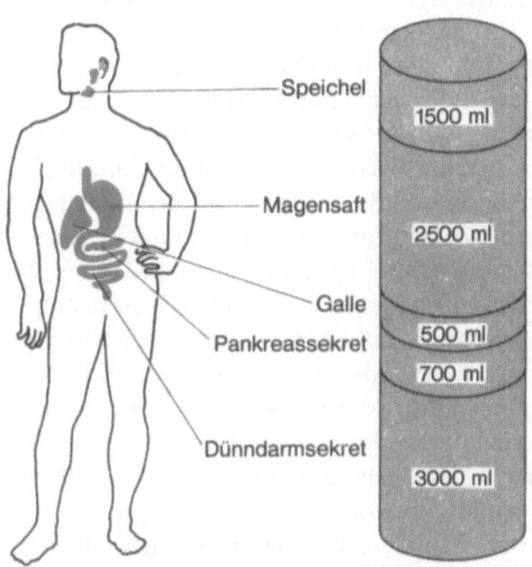

Abb. 2.4. Verdauungssäfte beim Erwachsenen. Sekrete des Magen-Darm-Trakts 8200ml/24 h. Ausscheidung im Stuhl: 150 ml/24 h; intestinale Reabsorption: 8050 ml/24 h

keitsmenge wird bis auf einen mit dem Stuhl ausgeschiedenen Rest von 150 ml durch die Dünn- und Dickdarmschleimhaut in die Blutbahn rückresorbiert. So ist es nicht verwunderlich, daß anhaltendes Erbrechen oder Durchfälle — *ohne* Ersatz des Flüssigkeitsverlustes — innerhalb von Stunden tödlich enden können. Hierüber wird noch ausführlicher zu sprechen sein, denn Flüssigkeitsverschiebungen infolge von Flüssigkeitsverlusten über den Gastrointestinaltrakt und ihre folgerichtige Behandlung sind Paradebeispiele für das Verständnis des Flüssigkeits- und Elektrolythaushaltes.

> **Merke:**
> Die erheblichen Störungen des Wasser-Elektrolyt-Gleichgewichtes bei gastrointestinalen Erkrankungen erklären sich aus den großen Sekretmengen, die in den Magen-Darm-Kanal abgesondert und normalerweise rückresorbiert werden.

2.5. Gleichgewicht von Ein- und Ausfuhr

Der Wasserbedarf lebender Organismen variiert erheblich. Ein Kaktus kommt 29 Jahre lang mit einer seinem Körpergewicht entsprechenden Flüssigkeitsmenge aus, während ein Mensch die seinem Körpergewicht entsprechende Wassermenge bereits innerhalb eines Monats trinken muß. Bei Trinkmengen über einem erforderlichen Minimum ist der Körper in der Lage, die Flüssigkeitseinfuhr mit einer entsprechenden Flüssigkeitsausfuhr zu beantworten. Andererseits ist der Körper bestrebt, bei Flüssigkeitsverlust eine entsprechende Flüssigkeitsmenge wieder aufzunehmen. Entscheident ist die Aufrechterhaltung eines Flüssigkeitsgleichgewichtes. Wie außerordentlich gut dies dem Körper gelingt, ist daran abzulesen, daß das Körpergewicht innerhalb von 24 Stunden in der Regel um weniger als 250 g (!) variiert. Die hierbei wirksamen Regulationsmechanismen werden später besprochen.

2.5.1. Flüssigkeitseinfuhr

Normalerweise beträgt der Flüssigkeitsumsatz bei einem gesunden Erwachsenen 2 bis 3 l täglich. Zur Einfuhr rechnen nicht nur Getränke, sondern auch Wasser, das in festen Speisen enthalten ist (präformiertes Wasser), und das durch Verbrennung entstehende Wasser (Oxydationswasser) (Abb. 2.5). Den größten Teil der Einfuhr macht jedoch die tägliche Trinkmenge von ca. 1 ½ l aus. Das in Speisen enthaltene, sog. präformierte Wasser entspricht etwa der Hälfte dieser Menge. In Nahrungsmitteln verstecken sich überraschend große Flüssigkeitsmengen. So enthalten beispielsweise Gemüse ca. 95 % und Fleisch 50–75 % Wasser. Das sog. Oxydationswasser schlägt mit ungefähr der halben Menge des präformierten Wassers zu Buche. Die Einfuhr setzt sich aus den drei Volumina: Trinkmenge, präformiertes Wasser und Oxydationswasser — im leicht merkbaren Verhältnis von 4 : 2 : 1 — zusammen. Das in fester Nahrung enthaltene Wasser beeinflußt den Bedarf des Körpers an notwen-

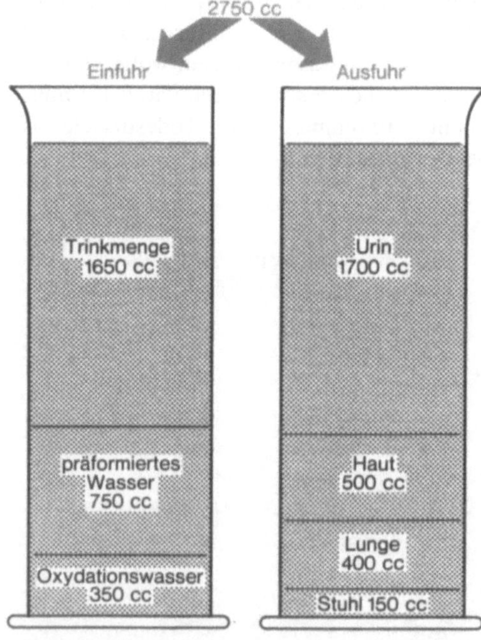

Abb. 2.5. Durchschnittliche Wasserein- und Ausfuhr beim Erwachsenen

diger Trinkmenge erheblich. Bei Anurie, bei der es auf jeden Tropfen Wasser ankommt, muß die Menge an präformiertem Wasser und Oxydationswasser ebenso gewissenhaft berücksichtigt werden, wie die tägliche Trinkmenge. Die Beutelratte der Wüsten Australiens ist ein ausgezeichnetes Beispiel für die Bedeutung des präformierten Wassers und des Oxydationswassers. Sie trinkt in ihrem Leben nicht einen Tropfen Wasser! Ein Mensch müßte, wollte er ohne Trinken auskommen, sich beispielsweise fast ausschließlich von Salatgurken ernähren.

Trinkwasser wird rasch in das Plasmakompartiment resorbiert. Ohne gleichzeitige Zufuhr fester Speisen ist für diesen Vorgang weniger als eine Stunde erforderlich. Als direkte Folge kommt es zu einer Erhöhung des Blutvolumens und damit des Blutdruckes, was zu einer Eröffnung „inaktiver" Capillargebiete und venöser Gefäße in Leber und Milz führt. Anschließend kommt es zum Übertritt von Wasser in das Interstitium und letztlich, da eine Zunahme von Wasser im Interstitium den osmotischen Druck dieses Kompartiments vermindert, auch zu einer Verschiebung von Wasser in die Zelle. Das Verhalten der Niere während dieser Anpassungsperiode hängt vom Flüssigkeitsstatus vor der Flüssigkeitszufuhr ab. Hat zuvor eine Hämokonzentration durch Flüssigkeitsdefizit bestanden, so beginnt die Niere erst dann mit der Flüssigkeitsausscheidung, wenn alle drei Kompartimente ihr Normalvolumen wieder aufgefüllt haben. Ein Überangebot an Flüssigkeit wird dagegen selbstverständlich umgehend eliminiert.

2.5.2. Flüssigkeitsausfuhr

Die Ausfuhr wird vor allem über die Niere reguliert. Die anderen Ausscheidungswege sind nicht so augenscheinlich, aber deshalb nicht weniger lebensnotwendig. Während Wasser mit Stuhl und Urin in flüssiger Form ausgeschieden wird, geht dem Körper über die Lunge Wasser in Form von Wasserdampf verloren. Auch über die Haut wird Wasser in der Regel in Dampfform abgegeben. Der

Wasserverlust über die Haut kann jedoch bei Überhitzung des Körpers in einen sichtbaren Flüssigkeitsverlust in Form von Schweiß umschlagen. Für den unbemerkt stattfindenden Flüssigkeitsverlust über Haut und Lunge wird der Ausdruck „perspiratio insensibilis" verwendet.

> **Merke:**
> 1. Die Flüssigkeitseinfuhr setzt sich aus den drei Volumina Trinkmenge, präformiertes Wasser und Oxydationswasser im Verhältnis $4:2:1$ zusammen.
> 2. Die Flüssigkeitsausfuhr setzt sich aus den Volumina Urinmenge, perspiratio insensibilis (Haut und Lunge) und Stuhlflüssigkeit zusammen.
> 3. Der unsichtbare Wasserverlust beträgt beim Erwachsenen über die Haut etwa 500 ml und über die Lunge etwa 400 ml tgl.

2.6. Niere und Wasserhaushalt

2.6.1. Funktionsweise des Nephron

Eine Hauptfunktion der Niere ist die Regulation des Wasser-, Elektrolyt- und Säure-Basen-Haushaltes. Aus diesem Grund muß diesem Organ und seiner Beziehung zu anderen Regelkreisen des Körpers besondere Beachtung geschenkt werden. Vorerst beschränken wir uns auf die Besprechung der Regulation der Wasserausscheidung.

Die funktionelle Einheit der Niere ist das Nephron (Abb. 2.6); jede Niere enthält ca. 1 Million dieser Grundeinheiten. Man darf das Nephron als einen „mikroskopisch kleinen Filtrierapparat" bezeichnen, wenn man sein Funktionsprinzip verstanden hat.

Der Durchmesser des vas afferens, des Gefäßes, das zum Capillarknäuel oder Glomerulum führt, ist wesentlich *größer* als der des vas efferens, des vom Glomerulum wegführenden Gefäßes. Daraus resultiert ein erheblicher Filtrationsdruck, durch den Wasser durch die Capillarwand abgepreßt wird. Die-

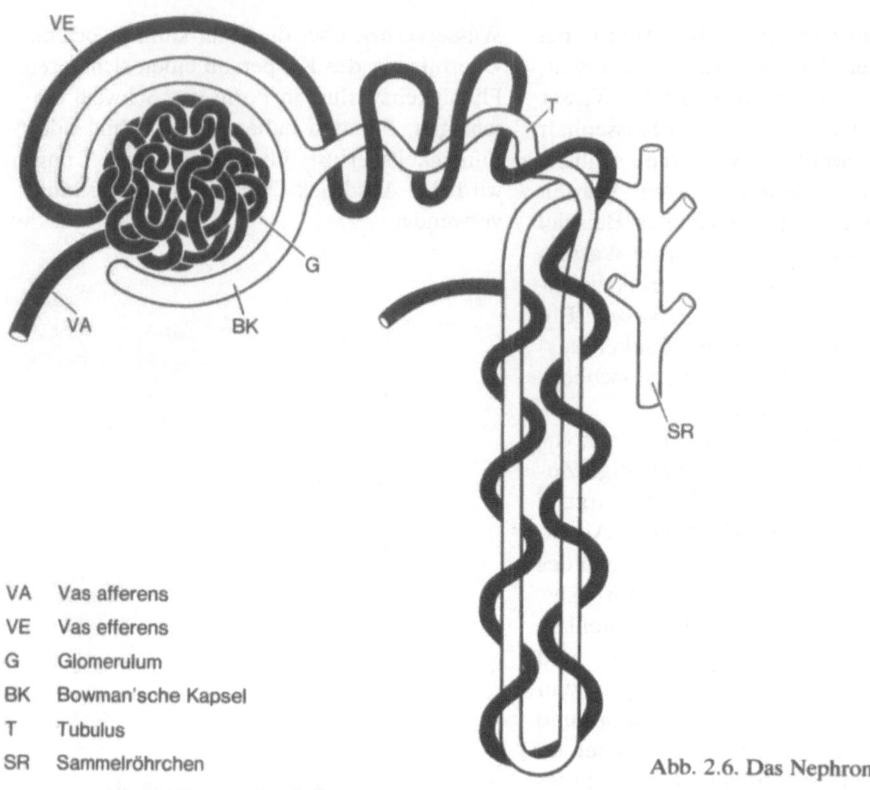

VA   Vas afferens
VE   Vas efferens
G   Glomerulum
BK   Bowman'sche Kapsel
T   Tubulus
SR   Sammelröhrchen

Abb. 2.6. Das Nephron

ses sog. Glomerulumfiltrat oder Primärfiltrat enthält wasserlösliche Bestandteile (Harnstoff, Natriumchlorid, Glucose usw.) in gleicher Konzentration wie Plasma. Es enthält keine cellulären Elemente und fast keine Proteine. Das Filtrat wird in der Bowman'schen Kapsel aufgefangen und fließt über den vielfach gewundenen Tubulusapparat in die Henle'sche Schleife, um dann über ein Sammelröhrchen ins Nierenbecken als Urin abzufließen.

Was geschieht, ist im Prinzip einfach. Die Tubulusepithelien resorbieren Wasser und die sog. Schwellenstoffe (Glucose, Ionen u. ä.) ins Blut zurück. Die Rückresorption erfolgt jedoch nur soweit, wie es zur Deckung des Bedarfs dieser Bestandteile und damit zur Aufrechterhaltung der Homöostase erforderlich ist. Als Homöostase bezeichnet man den Zustand eines ausgeglichenen Bestandes und einer ausgeglichenen Verteilung von Wasser und Lösungsteilchen. Im Zustand der Dehydratation wird beispielsweise fast das gesamte Wasser rückresorbiert, während in einem Zustand der Überwässerung so wenig wie möglich rückresorbiert wird. Im ersten Fall ist damit das Urinvolumen wesentlich kleiner und das spezifische Gewicht des Urins höher. Das gleiche gilt für die Schwellenstoffe. Beim Diabetiker kann zum Beispiel das Tubulusepithel nicht die gesamte Glucose aus dem Primärfiltrat rückresorbieren, da der Zuckergehalt des Blutes bereits zu hoch ist. Folglich erscheint Zucker im Urin (Glucosurie). Schlackenstoffe und Nichtschwellenstoffe[1], wie Harnstoff, werden *nicht aktiv* rückresorbiert. Der Urin ist gleichsam eine wässrige Lösung „unerwünschter Chemikalien". Obwohl jedes Nephron nur Bruchteile eines Tropfens produziert, können 2 Millionen Nephren zusammen erhebliche Urinmengen produzieren.

____

[1] Substanzen, die nicht bis zu einem Schwellenwert vollständig rückresorbiert werden.

2.6.2. Antidiuretisches Hormon

Die Niere ist vielfachen äußeren Regelmechanismen unterworfen. So stimuliert zum Beispiel das antidiuretische Hormon des Hypophysenhinterlappens (Adiuretin. ADH) auf biologischem Wege das Tubulusepithel des Nephrons zur Reabsorption von Wasser aus dem Primärfiltrat und hilft damit, Wasser einzusparen. Umgekehrt führt ein Fehlen des Hormons zu Wasserverlust.

Woher „weiß" der Hypophysenhinterlappen, wann ADH abgegeben werden muß? Im allgemeinen wird als auslösender Faktor für die Abgabe von ADH der osmotische Druck des Plasmas verantwortlich gemacht. Bei negativer Flüssigkeitsbilanz und Verkleinerung des Plasmakompartiments (Hämokonzentration) kommt es zum Anstieg des osmotischen Druckes.

Durch den erhöhten osmotischen Druck werden bestimmte Zellen (Osmorezeptoren) im Plexus caroticus in der A. carotis interna angeregt und stimulieren über nervöse Bahnen den Hypophysenhinterlappen, der seinerseits Adiuretin freisetzt. Aufnahme von Wasser bewirkt umgekehrt eine Hemmung der ADH-Freisetzung in Hypophysenhinterlappen. (Man vermutet, daß die Osmorezeptoren außerdem das Durstzentrum im Gehirn aktivieren, wodurch ein Durstgefühl ausgelöst wird.)

Wenn auch über den Mechanismus, der die Ausschüttung von ADH veranlaßt, noch unterschiedliche Auffassungen bestehen, gibt es über die spezifische Wirkung des Hormons auf die Niere keinen Zweifel. Seine Wirkungsweise wird durch den Diabetes insipidus am besten demonstriert. Bei dieser Erkrankung sind die Hauptsymptome die Ausscheidung eines sehr großen Urinvolumens und extremer Durst. Mit Fehlen von ADH verliert die Tubuluswand die Fähigkeit, Wasser aus dem Primärfiltrat zu reabsorbieren. Durch Substitution des Hormons läßt sich eine normale Flüssigkeitsbilanz rasch wiederherstellen.

2.6.3. Blutkreislauf

Da die Produktion des Primärfiltrates vom arteriellen Druck innerhalb des Glomerulus abhängig ist, ist es verständlich, daß Blutdruckabfall zur Einschränkung der Nierenfunktion führt. Diese Reaktionsweise ist hinsichtlich des Flüssigkeitsgleichgewichts erwünscht. Bei Blutverlusten kommt es mit der Verminderung des Blutvolumens zum Blutdruckabfall und damit zur Einschränkung der Urinausscheidung. Dadurch wird Flüssigkeit zurückgehalten, dem Volumenmangel und Blutdruckabfall und damit auch der Manifestation eines Kreislaufschocks entgegengewirkt.

2.6.4. Diuretica

Diuretica sind Substanzen, die die Urinproduktion fördern. An erster Stelle ist Wasser als natürliches Diureticum zu nennen. Nach Zufuhr von Wasser vergrößert sich das Volumen des Plasmakompartiments, es kommt zu einem vorübergehenden Blutdruckanstieg und damit zur vermehrten Bildung von Glomerulumfiltrat sowie zu einem Abfall des osmotischen Druckes, wodurch die Ausschüttung von ADH gebremst wird. Die Folge ist eine verminderte Wasserrückresorption im Tubulus. Beide Mechanismen fördern die Diurese, folglich steigt die Urinausscheidung wesentlich an.

Neben Wasser gibt es eine Unzahl anderer Substanzen mit diuretischer Wirkung. Auch Harnstoff ist zum Beispiel ein natürliches Diureticum. Da es für Harnstoff keine Nierenschwelle gibt, bleibt er zwangsläufig im Tubuluslumen und „hält Wasser zurück". Direkte Folge ist eine erhöhte Urinausscheidung. Theoretisch ist jede Substanz, die im Tubulus nicht rückresorbiert wird, ein Diureticum. Auch Schwellensubstanzen wie Glucose können diuretisch wirksam werden, wenn ihre Nierenschwelle überschritten wird und sie im Urin ausgeschieden werden (z. B. Glucose bei Diabetes mellitus). Als Medikamente verwendete Diuretica sind erheblich wirksamer und haben einen anderen Wirkmechanismus. Im wesentlichen hemmen sie vorübergehend die tubuläre Rückresorption von Natrium und Chlorid. Wenn diese Ionen im Tubuluslumen zurückbleiben, binden sie Wasser, wodurch es zu einer erheblichen Urinausscheidung kommt. Es ist durchaus möglich, mit einer einzigen Injektion eines Diureticums bei Vorliegen von Ödemen mehrere Liter Wasser auszuschwemmen.

2.7. Haut und Lunge

Im Gegensatz zur Niere, deren primäre Aufgabe beim Gesunden immer darin besteht, das Flüssigkeitsgleichgewicht zu wahren, ist dies für die Haut nicht der Fall (Abb. 2.7). Der Verlust von Wasser über die Haut dient nicht dazu, Abbauprodukte zu entfernen, sondern die Körpertemperatur aufrechtzuerhalten. In den Tropen ist die Niere bestrebt, als Antwort auf eine drohende Dehydratation ein möglichst geringes Urinvolumen auszuscheiden, während die Haut 10 bis 12 l/Tag verdunsten läßt, um den Körper vor Überwärmung zu schützen.

Die tief in der Haut liegenden Schweißdrüsen produzieren ein Sekret, das durch einen korkenzieherartig gewundenen Gang als Schweiß an die Hautoberfläche gelangt. Die Funktion der Schweißdrüsen wird durch Nerven des Sympathicus reguliert, der seinerseits einem hypothetischen „Schweißzentrum" im Gehirn (möglicherweise im Bereich des Hypothalamus) untersteht.

Steigt die Bluttemperatur als Folge einer erhöhten Umgebungstemperatur oder durch Muskelaktivität an, wird das Wärmezentrum erregt und veranlaßt über den Sympathicus eine Aktivierung der Schweißdrüsen. Durch

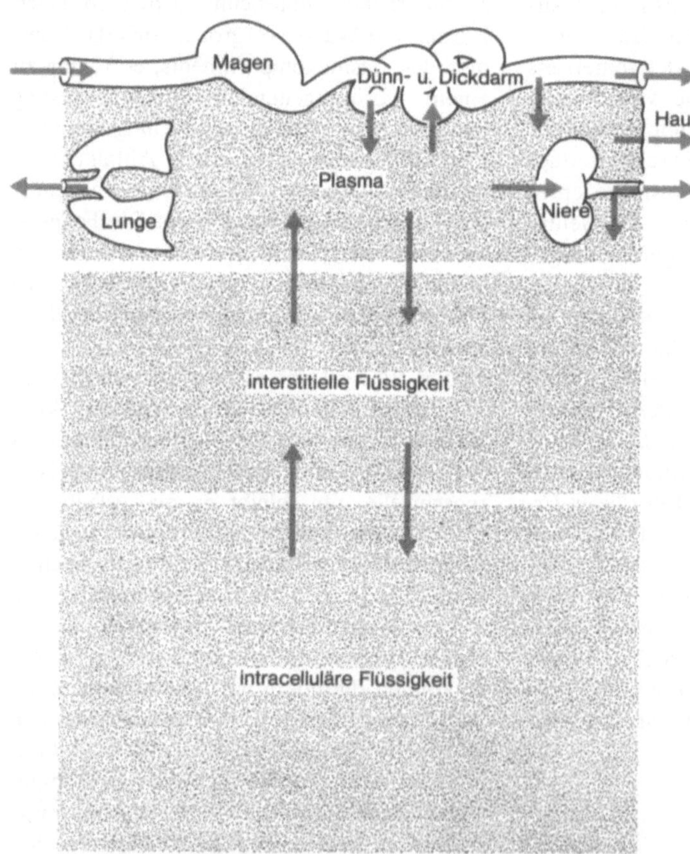

Abb. 2.7. Flüssigkeitsgleichgewichte zwischen den Kompartimenten

den daraufhin gebildeten und an der Körperoberfläche verdunstenden Schweiß kommt es zur Abkühlung. Schwitzen bei seelischer Erregung — „kalter Schweiß" — läßt sich leicht durch die Notfallfunktion des sympathischen Nervensystems erklären.

Schweiß enthält neben 99 % Wasser gelöste Salze (hauptsächlich Natriumchlorid) und Spuren von Harnstoff. Bei bestimmten Erkrankungen können jedoch Gallepigmente, Albumin, Glucose, ja sogar Blut mit dem Schweiß ausgeschieden werden. Ein Erwachsener verliert normalerweise ca. 500 ml Wasser/Tag über die Haut.

Der Wasserverlust über die Lunge beträgt ca. 400 ml/Tag. Da es sich hier um einen reinen Verdunstungsvorgang handelt, ist diese Menge relativ konstant und wird durch andere Faktoren wenig beeinflußt.

3. Ionen

3.1. Elektrolyte

Im Gegensatz zu chemisch reinem Wasser, das elektrischen Strom nicht leitet, sind Körperflüssigkeiten leitfähig, ein Zeichen dafür, daß es sich um wässrige Elektrolytlösungen handelt. Elektrolyte sind Substanzen, die in wässrigen Lösungen in geladene Teilchen dissoziieren, die man Ionen nennt. Im lebenden Organismus sind die wichtigsten positivgeladenen Ionen (Kationen): Natrium (Na^+), Kalium (K^+), Calcium (Ca^{++}) und Magnesium (Mg^{++}). Die wichtigsten negativ-geladenen Ionen (Anionen) sind: Chlorid (Cl^-), Bikarbonat (HCO_3^-) und Phosphat ($HPO_4^=$).

3.2. Ionenkonzentration

Um die Konzentration der Ionen in einer Flüssigkeit anzugeben, benützen sowohl Chemiker wie Physiologen die Bezeichnung Milliäquivalent pro Liter (mÄq/l oder mval/l), wobei ein Milliäquivalent eines Ions *exakt* dem Milliäquivalent eines anderen Ions entspricht, mit dem es reagiert oder durch das es ersetzt werden kann (Abb. 3.1.). So reagiert zum Beispiel ein Milliäquivalent Na^+ vollständig mit einem Milliäquivalent Cl^-, zwei Milliäquivalent Na^+ mit zwei Milliäquivalent Cl^- usw. Außerdem enthält jede Elektrolytlösung beliebiger Konzentration die *gleiche* Anzahl von Anionen und Kationen in Milliäquivalent.

Beispielsweise enthält eine physiologische Kochsalzlösung (0,9 % Natriumchlorid) 154 Milliäquivalent Na^+ und 154 Milliäquivalent Cl^- pro Liter. Gleiches gilt für Elektrolytgemische. Wenn man beispielsweise eine Messerspitze $NaHCO_3$, eine Messerspitze K_2SO_4 und eine Messerspitze $CaCl_2$ in einem Becherglas mit destilliertem Wasser auflöst, entspricht die *Summe* aller Kationen in Milliäquivalent (Na^+, K^+ und Ca^{++}) der *Summe* aller Anionen in Milliäquivalent (HCO_3^-, $SO_4^=$, Cl^-).

3.3. Extracelluläre Elektrolyte

Plasma und interstitielle Flüssigkeit unterscheiden sich wesentlich nur in ihrem Proteingehalt, wobei die Eiweißkonzentration im Plasma 16 mval/l und in der interstitiellen Flüssigkeit 1 mval/l beträgt. (Hinsichtlich des Ionengewichtes gelten Proteine als Anionen.) Ansonsten ist die Ionenzusammensetzung beider Kompartimente so ähnlich, daß man sie für klinische Belange in Bezug auf das Elektrolytgleichgewicht als ein Kompartiment auffaßt. Wie man aus der Abb. 3.2. deutlich erkennt, ist das bei weitem wichtigste extracelluläre Kation Na^+ mit einer mittleren Konzentration von 142 mval/l. Die Konzentration von K^+ und Ca^{++} kann mit 4 bzw. 5 mval/l und für Mg^{++} mit 2 mval/l angenommen werden. Es überrascht nicht, daß Cl^- mit einer Konzentration von 101 mval/l das Hauptanion darstellt. Die mittleren Konzentrationen von HCO_3^- und $HPO_4^=$ liegen bei 27 bzw. 2 mval/l. Beim Gesunden beträgt die Konzentration der Summe aller Kationen und damit auch aller Anionen ca. 153 mval/l.

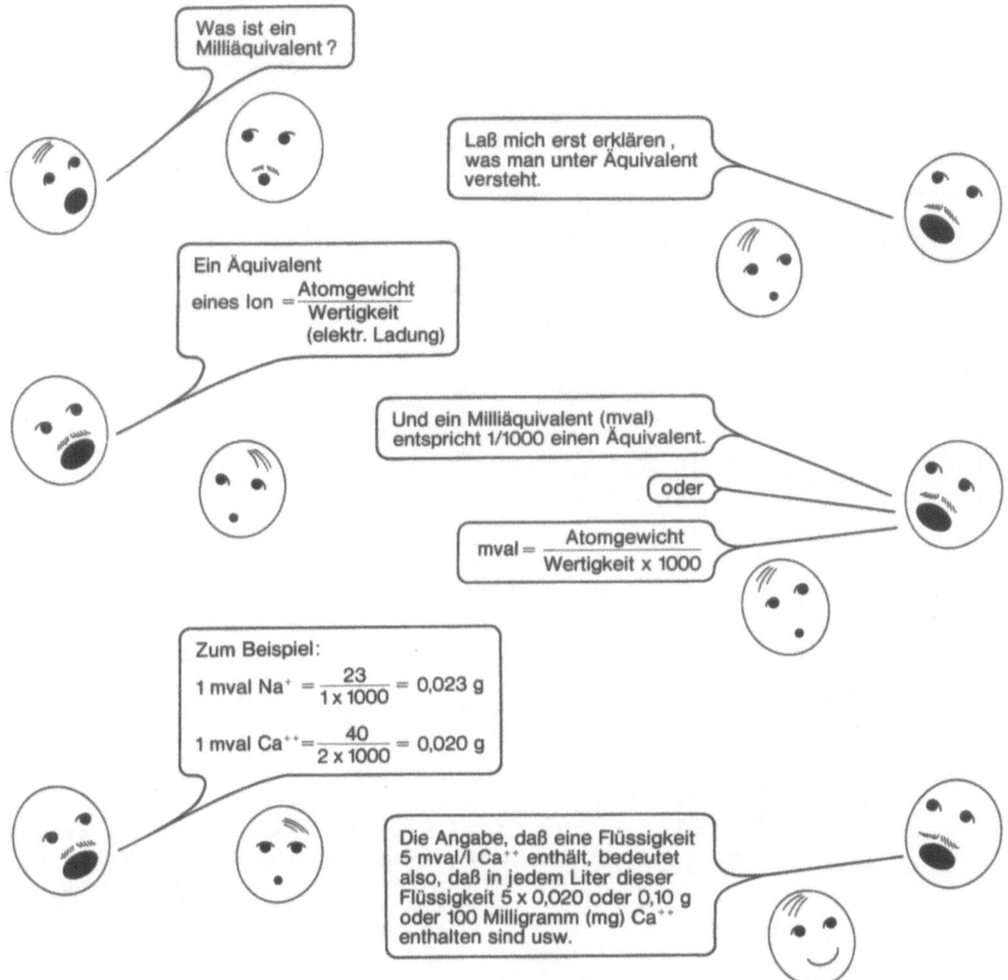

Abb. 3.1. Eine „Unterhaltung zwischen Ionen", die man sich nicht entgehen lassen sollte

3.4. Intracelluläre Elektrolyte

Ein Vergleich der Abbildungen 3.2. und 3.3. zeigt, daß zwischen extracellulärem und intracellulärem Flüssigkeitsraum beträchtliche Unterschiede bestehen, deren Ursache Physiologen und Biochemiker noch nicht vollständig aufklären konnten. Offenbar können Natrium und Kalium die Zellmembran durchwandern, wenn auch nicht in dem gleichen Maße wie Wasser.

Wie lassen sich dann die hohe Kaliumkonzentration (160 mval/l) und die niedrige Natrium- (10 mval/l) und Chloridkonzentration (3 mval/l) in der Zelle erklären? Mit Sicherheit besteht keine Beziehung zur Teilchengröße, da Ka^+ deutlich *größer* als Na^+ ist und sicher ist die Zellmembran auch für Natrium durchlässig. Es wird deshalb die Existenz einer sog. Natrium-Kaliumpumpe angenommen, die ständig Na^+ im Austausch gegen K^+ durch die Zellmembran in die interstitielle Flüssigkeit transportiert. Der Konzentrationsunterschied zwischen intra- und extracellulärem K^+ und Na^+ ist demnach Folge einer aktiven Transportleistung der Zellmembran und stellt eine wesentliche Stoffwechselleistung der Zelle dar.

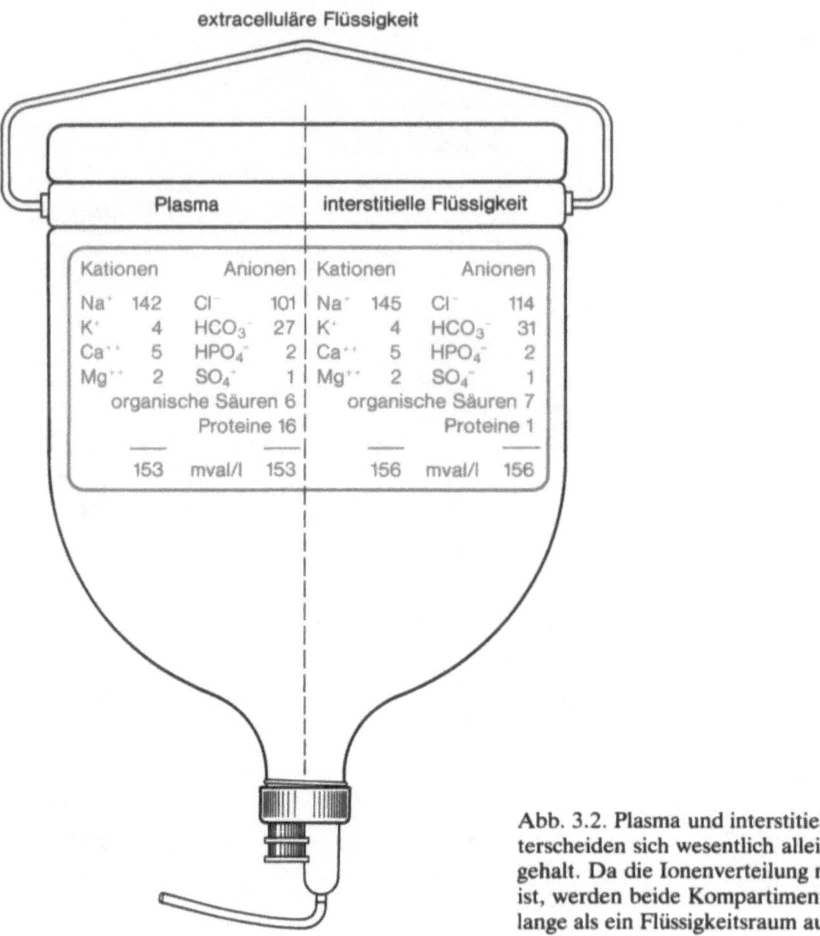

Abb. 3.2. Plasma und interstitielle Flüssigkeit unterscheiden sich wesentlich allein in ihrem Proteingehalt. Da die Ionenverteilung nahezu identisch ist, werden beide Kompartimente für klinische Belange als ein Flüssigkeitsraum aufgefaßt

3.5. Aufrechterhaltung des Elektrolytgleichgewichtes

3.5.1. Elektrolytverschiebungen zwischen den Flüssigkeitsräumen

Das Elektrolytgleichgewicht zwischen intracellulärem und extracellulärem Kompartiment ist, wie oben beschrieben, von der Funktionsfähigkeit der Zellmembran abhängig. Daneben gibt es, ähnlich wie für Wasser ein „intestinales Elektrolytgleichgewicht". In den Gastrointestinaltrakt sezernierter, elektrolytreicher Verdauungssaft (ca. 8 l/Tag) wird in das Blut rückresorbiert und wieder im Extracellularraum verteilt. Krankheitssymptome infolge von Erbrechen und Durchfällen sind daher nicht nur durch den Wasser-, sondern auch durch den gleichzeitig eintretenden Elektrolytverlust bedingt.

3.5.2. Niere und Elektrolythaushalt

Das Elektrolytgleichgewicht im Bereich der drei Kompartimente ist unabdingbar mit der Regulierung der Elektrolytein- und -ausfuhr verknüpft. Für diese Regulation ist fast ausschließlich die Niere verantwortlich. Für

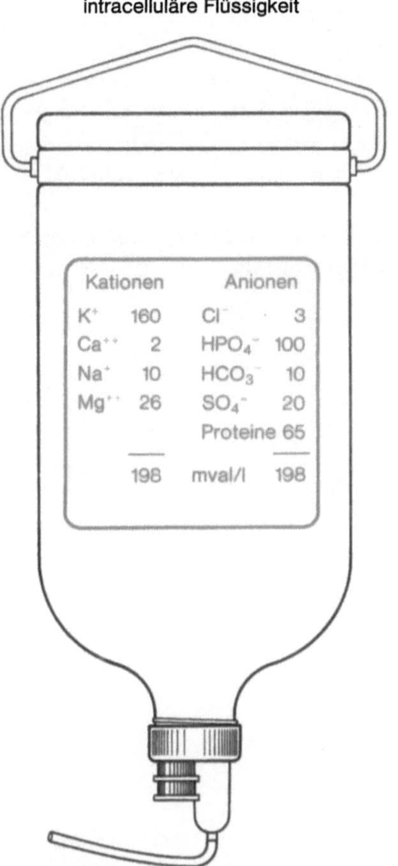

Abb. 3.3. Ionenzusammensetzung der intracellulären Flüssigkeit. Die Summe aller Kationen (positiv geladene Ionen) in Milliäquivalent (mval) entspricht immer der Anzahl aller Anionen (negativ geladene Ionen) in mval

sorption von Natrium wird, da jedes Ion Wasser bindet, gleichzeitig Flüssigkeit resorbiert. Zur Ausschüttung von Aldosteron kommt es in Stressituationen wie zum Beispiel bei extremem Flüssigkeitsverlust oder stärkeren Blutungen. Natrium und Wasser werden zurückgehalten und können zur Aufrechterhaltung von Blutvolumen und Blutdruck beitragen.

3.5.3. Haut

Unter regulären Bedingungen ist der Elektrolytverlust über die Haut in unseren Breiten zu vernachlässigen (0,4 – 0,8 g/Tag). Bei Zunahme der Umgebungstemperatur, Fieber oder starker körperlicher Tätigkeit kann der Natriumverlust jedoch erheblich sein. Die Natriumkonzentration beträgt im Schweiß gewöhnlich ca 27 mval/l, kann jedoch bis auf 100 mval/l ansteigen. Der Verlust von Natrium mit dem Schweiß ist ein Nebeneffekt der Temperaturregulation. Unter extremen Bedingungen kann ein solcher Verlust das Elektrolytgleichgewicht erheblich stören; er ist jedoch erforderlich zur Aufrechterhaltung einer normalen Körpertemperatur. Da die Aufrechterhaltung einer normalen Körpertemperatur vorrangig ist, kann unter ungünstigen Bedingungen innerhalb von Stunden die tägliche Natriumzufuhr mit dem Schweiß verloren gehen.

praktische Belange kann damit rechnen, daß die Natriumausscheidung im Urin in 24 h der Natriumeinfuhr entspricht und deshalb nahrungsabhängig ist.
Die mittlere Kochsalzausscheidung beträgt 3 bis 8 g/Tag, die Kaliumausscheidung durchschnittlich 3,5 g/Tag. Bemerkenswert ist, daß sich unter dem Einfluß des adrenocorticalen Hormons Aldosteron die Ausscheidung von Natrium und Kalium gewissermaßen gegensinnig verhält: Die Natriumausscheidung nimmt ab und die Kaliumausscheidung nimmt zu. Dieses Hormon veranlaßt den Nierentubulus, Natrium im Austausch gegen Kalium zu reabsorbieren. Mit der Re-

3.5.4. Verdauungstrakt
Obwohl es bei bestimmten Krankheitszuständen gerade über den Magendarmtrakt zu beträchtlichen Flüssigkeits- und Elektrolytverlusten kommen kann, ist unter Normalbedingungen die Kochsalzausscheidung im Stuhl mit ca. 0,2 g/Tag niedriger als der Verlust über die Haut.

Merke:
1. Ionen sind elektrisch geladene Teilchen. Kationen sind positiv geladene Ionen, Anionen sind negativ geladene Ionen.

2. Elektrolyte sind Substanzen, die in wäßriger Lösung in Ionen dissoziieren. Elektrolyt-Konzentrationen werden in Milliäquivalent pro Liter (mÄq oder mval/l) angegeben.
3. Plasma und interstitielle Flüssigkeit unterscheiden sich wesentlich nur in ihrem Proteingehalt, ihre Elektrolytzusammensetzung ist praktisch gleich.
4. Hauptkation der extracellulären Flüssigkeit ist Na^+, Hauptkation der intracellulären Flüssigkeit ist K^+.
5. Die Ausscheidung von Elektrolyten erfolgt über Niere, Haut und Verdauungstrakt. Die Niere spielt die Hauptrolle bei der Regulation des Elektrolytgleichgewichtes.
6. Erbrechen und Durchfälle führen stets auch zu Elektrolytverlusten.

4. Osmolarität

Wie schon ausführlich besprochen, erfolgt bei zwei Lösungen mit unterschiedlichen Konzentrationen gelöster Teilchen, die durch eine semipermeable Membran getrennt sind, der Hauptfluß des Wassers (Lösungsmittels) durch diese Membran von der weniger konzentrierten (weniger dichten) zur konzentrierteren (dichteren) Lösung hin. Dies gilt solange, bis es zu einem Ausgleich der Teilchenkonzentrationen auf beiden Seiten kommt und damit der Wasserdurchfluß durch die Membran in beide Richtungen gleich groß ist und sich ein Gleichgewichtszustand eingestellt hat. Verständlicherweise ist das Ausmaß des Durchflusses von der weniger dichten zur dichteren Seite oder der Grad der Osmose von der Größe des Unterschieds der Konzentrationen in beiden Lösungen abhängig. Je größer der Konzentrationsunterschied, um so ausgeprägter die Osmose. An dieser Stelle ist der Begriff der „Konzentration gelöster Teilchen" oder „Teilchenkonzentration" eingehender zu erläutern.

4.1. Konzentrationsangaben

Bei oberflächlicher Betrachtung könnte der Eindruck entstehen, daß Lösungen gleicher Konzentration bei Angabe in Prozent den gleichen osmotischen Druck haben. Dies ist jedoch nur selten der Fall, da die Osmose von der *Anzahl* gelöster Teilchen abhängig ist, die Anzahl gelöster Teilchen steht jedoch zur Angabe „in Prozenten" in keinem festen Verhältnis. Anders gesagt: Gleiche Mengen (Gewichte) verschiedener gelöster Substanzen liefern (da die Teilchen in der Regel un-

terschiedlich schwer sind) *nicht* die gleiche Anzahl von Teilchen im Lösungsmittel. So liefert beispielsweise 1 g Natriumchlorid 50-mal mehr Teilchen, als 1 g Glukose, denn das Glucosemolekül ist wesentlich größer und schwerer, als das NaCl-Molekül und das NaCl-Molekül zerfällt in wässriger Lösung in die beiden Teilchen Na^+ und Cl^-.

Um den Vorgang der Osmose beschreiben zu können, mußte man also eine Benennung finden, die als „gemeinsamer Nenner" für *alle* Lösungen anwendbar ist. Diese Bedingung erfüllt der Begriff Osmol. Zunächst jedoch ist eine Erklärung des Grundbegriffes Mol erforderlich.

4.2. Grundbegriffe der Osmolarität

Ein Mol (mol) entspricht dem Molekulargewicht eines Elementes oder einer Verbindung in Gramm. So ist beispielweise das Molekulargewicht von Glucose ($C_6H_{12}O_6$) 180; das heißt, 180 g Glucose entsprechen einem Mol, 360 g entsprechen zwei Mol usw. Außerdem liefert ein Mol eines Nichtelektrolyts (Verbindung, die in Lösungen nicht in Ionen dissoziiert) die *gleiche* Anzahl von Molekülen — oder Teilchen — wie ein Mol eines beliebigen anderen Nichtelektrolyts. Mit anderen Worten, Lösungen von Nichtelektrolyten mit gleicher Molarität (mol/l) haben in Lösungen die gleiche Anzahl von Teilchen.

Elektrolyte (Verbindungen, die in Lösung nicht als Molekül bestehen bleiben, sondern in Ionen dissoziieren) liefern, verglichen mit einem Mol eines Nichtelektrolyts, das Zwei- oder Mehrfache an Teilchen. Ein Mol Natriumchlorid (NaCl) liefert beispielsweise zweimal so viel Teilchen wie ein Mol eines Nichtelektrolyts, da jedes Molekül Natriumchlorid in Lösung entsprechend der Formel:

$$NaCl \rightarrow Na^+ + Cl^-$$

in zwei Ionen zerfällt.

In gleicher Weise zerfällt ein Mol Calciumchlorid ($CaCl_2$) verglichen mit einem Mol eines Nichtelektrolyts entsprechend der Formel:

$$CaCl_2 \rightarrow Ca^{++} + 2\ Cl^-$$

in die dreifache Menge Teilchen.

Nun zurück zum „gemeinsamen Nenner", dem *Osmol*. Ein Mol eines Nichtelektrolyts liefert in Lösung ein Osmol gelöster Teilchen. Bei Elektrolyten ist die Teilchenzahl davon abhängig, in wie viele Ionen das Molekül in Lösung zerfällt. Ein Mol NaCl zerfällt beispielsweise in 2 Osmol, wogegen ein Mol $CaCl_2$ in 3 Osmol zerfällt. Folglich haben *alle Lösungen* — Elektrolyte und Nichtelektrolyte — *gleicher Osmolarität[2] (Osmol/Liter) die gleiche Anzahl von Teilchen (Teilchenkonzentration) in Lösung* und *gleiche osmotische Wirkung*. Im allgemeinen Sprachgebrauch bedeutet das, daß der osmotische Druck — die „Kraft", mit der Wasser vom weniger dichten ins dichtere Medium hinüberfließt — eine Funktion der Osmolarität ist. Somit ist das Osmol (osm) die Standardeinheit des osmotischen Drucks.

Beispiele

1. Eine einmolare Glucoselösung (1 mol Glucose/l) hat eine Osmolarität oder einen osmotischen Druck von 1 osm/l, eine zweimolare Lösung entsprechend 2 osm/l.
2. Eine Kaliumchloridlösung mit 1 mol KCl/l hat eine Osmolarität oder einen osmotischen Druck von 2 osm/l, eine Lösung mit 2 mol KCl/l entsprechend 4 osm/l.
3. Eine Magnesiumchloridlösung mit 1 mol $MgCl_2$/l hat eine Osmolarität oder einen osmotischen Druck von 3 osm/l, eine Lösung mit 2 mol $MgCl_2$/l entsprechend 6 osm/l.
4. Eine zweimolare Glucoselösung hat die gleiche Osmolarität oder den gleichen osmotischen Druck (2 osm/l) wie eine Kochsalzlösung mit 1 mol NaCl/l.
5. Eine einmolare Lösung $MgCl_2$ und eine einmolare Lösung $CaCl_2$ haben die gleiche Osmolarität oder den gleichen osmotischen Druck (3 osm/l).

Milliosmol. Auf die Körperflüssigkeiten angewandt sind Mol und Osmol unhandliche Größen. Stattdessen werden Millimol (mmol) und Milliosmol (mosm) benutzt, die 1/1000 der Grundeinheit entsprechen. Folglich entspricht 1 Millimol (1/1000 mol) eines beliebigen *Nichtelektrolyts* einem *Milliosmol* (1/1000 osm) und 1 Millimol eines *Elektrolyts*, oder, je nach Dissoziationsgrad, *zwei oder mehr Milliosmol*. So entspricht beispielsweise 1 Millimol Glucose 1 Milliosmol und 1 Millimol $CaCl_2$ 3 Milliosmol entsprechend den Formeln:

$$C_6H_{12}O_6 \rightarrow C_6H_{12}O_6 \quad \text{(dissoziiert nicht}$$
$$\text{1 mmol} \quad \text{1 mosm} \quad \text{in Ionen)}$$
$$CaCl_2 \rightarrow Ca^{++} + 2\ Cl^{-3}$$
$$\text{1 mmol} \quad \text{1 mmol} + \text{2 mmol}$$
$$\text{oder}$$
$$\text{1 mosm} + \text{2 mosm}$$

Die Osmolarität des intracellulären und extracellulären Kompartiments beträgt ca. 303 mosm/l. Das heißt, die Gesamtzahl der Anionen und Kationen des extracellulären

---

[2] Für unsere Zwecke können die Begriffe Osmola*ri*tät und Osmola*li*tät gleichsinnig verwendet werden. Streng genommen bedeutet Osmola*ri*tät die Anzahl von Osmolen einer gelösten Substanz pro Liter Lösung (osm/l), Osmola*li*tät die Anzahl von Osmolen einer gelösten Substanz pro kg Wasser (osm/kg).

[3] Man liest: 1 Millimol Calciumchlorid zerfällt in 1 Millimol Calcium-Ionen und zwei Millimol Chlorid-*Ionen*, was zusammen 3 Millimol oder 3 Milliosmol ausmacht.

Kompartiments beträgt 303 mosm/l ebenso wie die Gesamtzahl der Anionen und Kationen des intracellulären Kompartiments. In der extracellulären Flüssigkeit tragen dazu vor allem Natrium und Chlorid bei, während in der intracellulären Flüssigkeit Kalium und Phosphat am stärksten vertreten sind.

Für viele, die sich in die Problematik des Flüssigkeits- und Elektrolythaushalts einarbeiten, ist die gegenseitige Abhängigkeit von Milliosmol und Milliäquivalent eine Quelle steter Unsicherheit. Dies läßt sich fast ausschließlich der Tatsache zuschreiben, daß der grundlegende Unterschied zwischen diesen beiden nicht genügend beachtet wird. Das Milliäquivalent ist Maßeinheit für die *chemische* Aktivität (Bindungsvermögen), das Milliosmol Maßeinheit für die *physikalische* Aktivität (Osmose) einer Substanz. Anders ausgedrückt ist das Milliäquivalent (mval) speziell auf die elektrische Ladung, das Milliosmol auf die Zahl der Moleküle und/oder Ionen (Teilchen in Lösung) bezogen. Für *einwertige* Ionen sind Milliäquivalent und Milliosmol einander zahlenmäßig *gleich*. So entspricht beispielsweise ein Milliäquivalent Natrium (Na^+) einem Milliosmol Natrium, ebenso wie ein Milliäquivalent Chlorid (Cl^-) einem Milliosmol Chlorid entspricht. Bei *zweiwertigen* (und mehrwertigen) Ionen ist dies jedoch nicht der Fall, weil ein Milliäquivalent (definitionsgemäß) einem Millimol *dividiert durch* Wertigkeit, entspricht.

Damit gilt für Na^+ (Wertigkeit 1):

1 mval = 1 mmol = 1 mosm,
für Calcium (Ca^{++}) und Magnesium (Mg^{++}):
1 mval = $^1/_2$ mmol = $^1/_2$ mosm
oder
1 mosm = 1 mmol = 2 mval

Beispiele

1. Eine 5%–ige Glucoselösung hat pro Liter 280 mmol gelöster Glucoseteilchen entsprechend einer Osmolarität von 280 mosm/l.
2. Eine physiologische Kochsalzlösung enthält 154 mmol NaCl pro Liter und damit 154 mmol Na^+ und 154 mmol Cl^- entsprechend der Formel:

$$NaCl \longrightarrow Na^+ + Cl^-$$
154 mmol   154 mmol   154 mmol

In Milliäquivalent ausgedrückt bedeutet dies

$$NaCl \longrightarrow Na^+ + Cl^-$$
154 mval   154 mval

In Milliosmol ausgedrückt bedeutet dies

$$NaCl \longrightarrow Na^+ + Cl^-$$
154 mosm   154 mosm

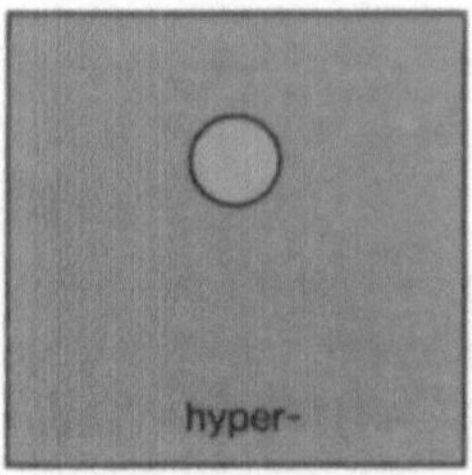

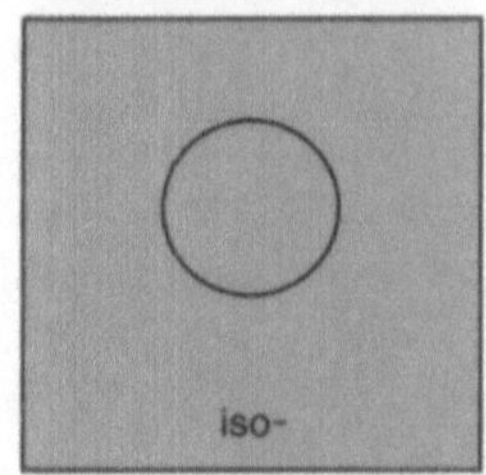

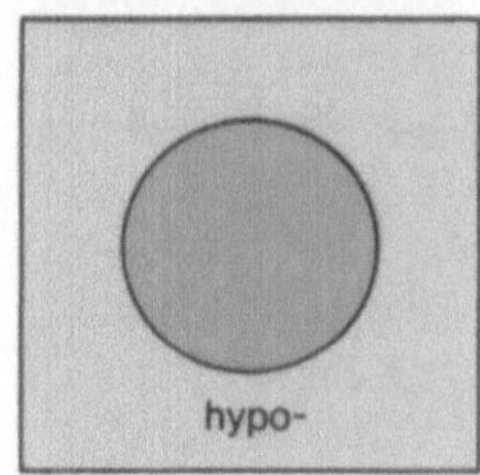

Abb. 4.1. Rotes Blutkörperchen (Erythrocyt) in hypertoner (oben) isotoner (in der Mitte) und hypotoner (unten) Lösung. Man beachte die Schrumpfung (oben) bzw. Schwellung (unten) des Erythrocyten im Vergleich zur normalen Größe in isotoner Lösung. Der Schwärzungsgrad gibt den Grad der Teilchendichte an

Physiologische Kochsalzlösung hat deshalb eine Osmolarität von 308 mosm/l, das entspricht der Osmolarität der extracellulären Flüssigkeit.

3. Eine Mischung 5%-iger Glucoselösung mit physiologischer Kochsalzlösung enthält pro Liter:
a) 154 mval Na^+
b) 154 mval Cl^-
c) 588 mosm (280 + 308)

4. Die Konzentration der *Kationen* im Plasmakompartiment beträgt 153 mval/l (S. a. Abb. 3.2.) oder 149,5 mosm/l.

5. Ringer-Lösung enthält pro Liter: 147 mval Na^+, 4 mval K^+, 4,5 mval Ca^{++} und 156 mval Cl^-. Die Osmolarität beträgt dem entsprechend 309 mosm/l.

4.3. Tonizität

Lösungen mit gleicher Osmolarität (gleichem osmotischen Druck) bezeichnet man als *isoton*. In der Medizin wird dieser Begriff auf das osmotische Verhalten von Lösungen gegenüber interstitieller Flüssigkeit und Plasma angewandt. Das heißt, daß man Lösungen mit einer dem Plasma gleichen Osmolarität als isoton bezeichnet. Entsprechend werden Lösungen höherer Osmolarität als *hyperton* und die mit geringerer Osmolarität als *hypoton* bezeichnet.

Klassisches Modell für die Veranschaulichung der Tonizität ist die Wirkung isotoner, hypertoner und hypotoner Lösungen auf die Erythrocyten (Abb. 4.1.). In isotoner Lösung (z. B. physiologischer Kochsalzlösung) bleibt, da ein osmotisches Gleichgewicht zwischen Zellinnerem und der Lösung besteht, die typische Form des Erythrocyten erhalten. In hypertoner Lösung schrumpft der Erythrocyt zur sogenannten Stechapfelform zusammen; in hypotoner Lösung schwillt er an. In reinem Wasser ist der osmotische Druck, der innerhalb der Zelle entsteht, so groß, daß die Zellwand einreißt, es kommt zur Hämolyse. Bei parenteraler Zufuhr von Lösungen (S. a. Kapitel 8) muß die Osmolarität der Infusionslösungen immer berücksichtigt werden.

Merke:

1. Konzentrationsangaben erfolgen in Gewicht pro 100 ml (Gewichtsprozent = mg pro 100 ml (mg%), g pro 100 ml (g%) oder in Volumen pro 100 ml (Volumenprozent = ml pro 100 ml)

2. Ein Mol (mol) bzw. Millimol (mmol) ist das Molekulargewicht eines Elementes oder einer Verbindung in Gramm (g) bzw. Milligramm (mg). Die Konzentration der Lösung eines Nichtelektrolyts kann daher auch als mol/l (Molekulargewicht in g/l) angegeben werden.

3. Ein Äquivalent (val) bzw. Milliäquivalent (mval) ist das Molekulargewicht eines Ions, dividiert durch die elektrische Wertigkeit. Die Konzentration der Lösung eines Elektrolyts kann daher auch als mval/l angegeben werden.

4. Die Osmolarität oder der osmotische Druck einer Lösung hängt von der Anzahl gelöster Teilchen (Konzentration gelöster Teilchen oder Teilchenkonzentration) ab. Der osmotische Druck wird als Milliosmol pro Liter (mosm/l) angegeben. Osmol ist also die Maßeinheit des osmotischen Druckes. 1 Osmol = 1 Mol eines Nichtelektrolyt oder 1 Mol eines Ion. Lösungen mit gleicher Osmolarität (mosm/l) haben die gleiche Anzahl gelöster Teilchen.

5. Isotone Lösungen sind Lösungen mit gleicher Osmolarität wie Plasma. Hypotone Lösungen sind Lösungen mit einem niedrigeren osmotischen Druck als Plasma, hypertone Lösungen sind Lösungen mit höherem osmotischem Druck als Plasma.

5. Wasserstoffionenkonzentration

5.1. pH-Wert

Nun zur dritten Ecke unseres „Flüssigkeits-Elektrolyt- und Säure-BasenDreiecks" — zum pH-Wert. Eine Lösung mit einem pH von 7 bezeichnet man als *neutral*[4]. Eine Lösung mit einem pH unter 7 reagiert sauer, d. h. sie enthält *mehr Wasserstoffionen*. Eine Lösung mit einem pH über 7 reagiert alkalisch (oder basisch), d. h., sie enthält *weniger* Wasserstoffionen. Die sogenannte pH-Wert-Skala reicht von 0 bis 14, wobei eine stark saure Lösung den pH 0 und eine stark basische Lösung den pH 14 hat. Der Neutralpunkt (pH 7) liegt in der Mitte. Für den medizinischen Bereich ist es entscheidend, daß man mit Hilfe des pH den genauen *Grad* der Acidität (Säuregrad) oder Alkalität einer Lösung angeben kann. So ist beispielsweise eine Lösung mit einem pH von 7,4 geringfügig saurer — oder weniger basisch — als eine Lösung mit einem pH von 7,5 usw.

> **Merke:**
> Der pH-Wert einer Lösung beschreibt ihre Konzentration an Wasserstoffionen.

5.2. Puffersysteme

Bereits geringe Abweichungen des pH-Wertes aus dem physiologischen Bereich, der im extracellulären Kompartiment (z. B. im

Plasma oder in der interstitiellen Flüssigkeit) zwischen 7,35 und 7,45 liegt, haben für den Organismus nachteilige Folgen (Abb. 5.1.).
Ein pH unter 6,8 oder über 8 bedeutet den Tod. Berücksichtigt man die Vielzahl der vom Körper produzierten oder von außen zugeführten sauren und alkalischen Substanzen und bedenkt man, daß ein einziger Tropfen einer Säure oder Base ausreicht, um den pH von einem Liter Wasser bereits merklich vom Neutralpunkt zu entfernen, so erkennt man die Bedeutung der Mechanismen, mit denen der Körper den pH-Wert im physiologischen Bereich und damit den Säure-Basen-Haushalt im Gleichgewicht halten kann. Im wesentlichen ist der Extracellulärraum durch sog. „Puffersysteme" gegen pH-Verschiebungen geschützt. Das Bicarbonat-Kohlensäure-System $[(HCO_3{}^-) - (H_2CO_3)]$ ist an erster Stelle zu nennen. Über den Bicarbonat-Kohlensäurepuffer kann der pH-Wert reguliert werden, denn der pH-Wert ist vom Verhältnis der Bicarbonat- zur Kohlensäurekonzentration abhängig. Den Zusammenhang zwischen pH, Bicarbonat und Kohlensäure beschreibt die Gleichung von Henderson — Hasselbalch:

$$pH = 6{,}1 + \log \frac{[HCO_3{}^-]}{[H_2CO_3]}$$

Die normalen Konzentrationen von $HCO_3{}^-$ und H_2CO_3 sind 27 mval/l und 1,33 mval/l, was einen normalen pH von 7,35–7,45 ergibt.
Entscheidend sind jedoch nicht die *absoluten* Werte von 27 und 1,33 sondern — und das ist der springende Punkt — ihr *Verhältnis* von 20:1 (27:1,33 = 20:1). Das heißt, solange die Konzentrationen von $HCO_3{}^-$ und H_2CO_3 proportional (in gleichem Maße und

---

[4] Der Wert 7 beruht auf der Tatsache, daß Wasser, das definitionsgemäß *neutral* reagiert, 10^{-7} Gramm H^+-Ionen pro Liter enthält, d. h. der pH-Wert entspricht dem negativen Logarithmus der H^+-Ionen-Konzentration.

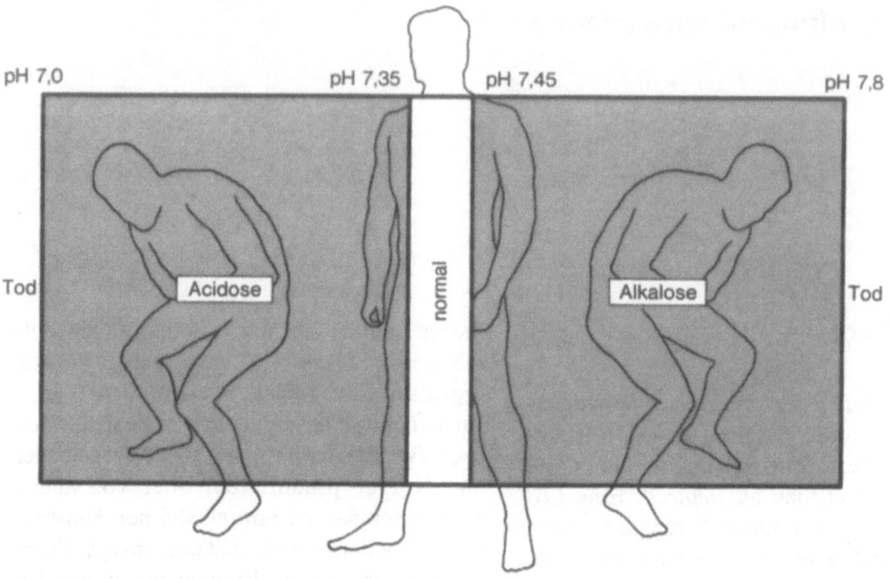

Abb. 5.1. Die lebenswichtige Bedeutung des pH

in gleicher Richtung) zu- oder abnehmen, bleibt der pH-Wert unverändert. Kurz gesagt, das Säure-Basen-Gleichgewicht des Organismus hängt vom Verhältnis von HCO_3^- zu H_2CO_3 ab.

> **Merke:**
> 1. Puffersysteme sind Stoffe, die stärkere Veränderungen des pH-Wertes einer Lösung trotz Zugabe von Säure oder Lauge verhindern.
> 2. Der pH-Wert der Extracellulärflüssigkeit liegt normalerweise zwischen 7,35 – 7,45. Er hängt vom Verhältnis der Bikarbonat-Konzentration $[(HCO_3^-)]$ zur Kohlensäurekonzentration $[(H_2CO_3)]$ ab.

5.3. Lunge und Niere im Säure-Basen-Haushalt

Die Regulierung des Säure-Basen-Gleichgewichtes geschieht *letzlich* durch Lunge und Niere, da diese Organe über die Konzentration von H_2CO_3 und HCO_3^- im Organismus entscheiden (Abb. 5.2.). Wenn beispielsweise

aus irgend einem Grund die Konzentration von HCO_3^- über den Wert von 27 mval/l ansteigt — wodurch das Verhältnis von 20:1 gestört wird — beginnt die Niere *HCO_3^- auszuscheiden.* Wenn aus irgend einem Grund die Konzentration von HCO_3^- unter 27 mval/l fällt, wodurch wiederum das Verhältnis von 20:1 gestört wird, wird HCO_3^- vermehrt durch die Niere *rückresorbiert.* Mit diesem Mechanismus ist die Ausscheidung oder Rückresorption von Wasserstoffionen (Säure) entsprechend den jeweiligen Erfordernissen gekoppelt. Wenn beispielsweise der pH-Wert des Blutes ansteigt, reagiert die Niere mit einer vermehrten Rückresorption von Wasserstoffionen (Säure). Wenn umgekehrt der pH-Wert abfällt, scheidet die Niere vermehrt Wasserstoffionen aus.

Ein entsprechender Mechanismus steht der Lunge zur Verfügung. Das Kohlendioxyd, das wir ausatmen, entsteht nach folgender Formel aus Kohlensäure:

$$H_2CO_3 \rightleftharpoons H_2O + CO_2$$

Je mehr CO_2 ausgeatmet wird, um so mehr H_2CO_3 wird aus dem Blut entfernt. Deshalb wird die Atmung *kompensatorisch* gesteigert wenn der Blut-pH aus irgend einem Grund

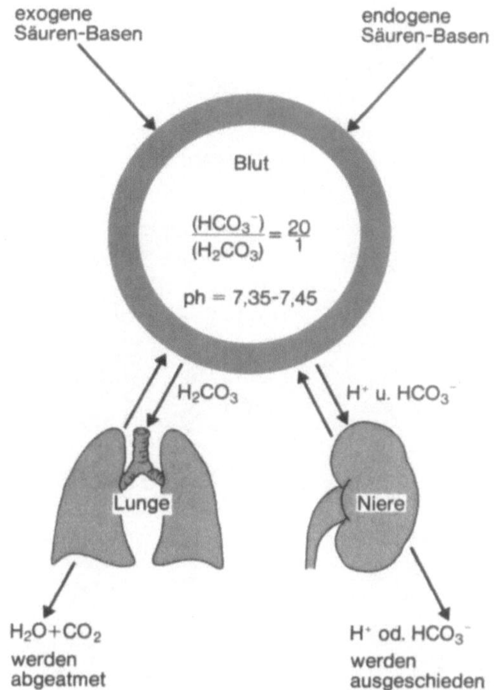

Abb. 5.2. Regelmechanismen des Blut-pH. Obwohl ständig saure oder basische Substanzen von außen (exogen) oder aus den Körperzellen (endogen) in den Blutstrom gelangen, bleibt der pH konstant zwischen 7,35 und 7,45, solange Lunge und Niere zwischen Bicarbonat (HCO_3-) und Kohlensäure (H_2CO_3) ein Verhältnis von 20:1 aufrechterhalten können

abfällt. Bei Zunahme des pH nimmt die Atmung ab.

Zusammengefaßt heißt dies, daß die Lungen durch Abatmen oder verminderte Abgabe von CO_2 und die Nieren durch Ausscheidung oder vermehrte Rückresorption von HCO_3^- und H^+ in stetem Wechselspiel das Säure-Basen-Gleichgewicht aufrecht erhalten können.

Merke:
Für die Aufrechterhaltung des Säure-Basen-Gleichgewichtes sind letztlich Niere und Lunge verantwortlich:
– die Niere reguliert durch gesteigerte oder verminderte Rückresorption von HCO_3^- und H^+

– die Lunge reguliert durch gesteigerte oder verminderte Abatmung von CO_2, das aus H_2CO_3 entsteht.

5.4. Acidose – Alkalose

Eine Störung des Säure-Basen-Gleichgewichtes führt zu einer Acidose bzw. einer Alkalose. Wenn es zu einem Anstieg der Kohlensäure im Blut oder zu einer Abnahme des Blutbicarbonats kommt (wodurch das Verhältnis von 20:1 kleiner wird), resultiert eine Acidose. Entsprechend entsteht bei Zunahme des Blutbicarbonats oder Abnahme der Kohlensäure im Blut (wodurch das Verhältnis von 20:1 größer wird) eine Alkalose. Dem entsprechend gibt es zwei Arten der Alkalose und der Acidose: die respiratorische (durch Veränderung der *Kohlensäure*konzentration) und die sog. metabolische (durch Verschiebung der *Bicarbonat*konzentration). Beispielsweise wird eine *metabolische* Acidose durch eine *Verminderung von Bicarbonat* verursacht, während eine *respiratorische* Acidose durch *Zunahme der Kohlensäurekonzentration* (Kohlendioxydkonzentration) im Blut entsteht. Ebenso wichtig ist, daß eine Störung des Gleichgewichtes entweder kompensiert oder dekompensiert sein kann. Dies hängt, wie oben beschrieben, von der Funktionstüchtigkeit von Lunge und Niere, also davon ab, ob diese Organe in der Lage sind, das gestörte *Verhältnis* von Bicarbonat und Kohlensäure wiederherzustellen und dadurch einen normalen pH-Wert aufrecht zu erhalten. Gelingt dies, spricht man von einer kompensierten, sonst von einer dekompensierten Acidose bzw. Alkalose. So wird zum Beispiel bei einer kompensierten, metabolischen Acidose ein normaler pH dadurch aufrecht erhalten, daß dem *erniedrigten* Plasma-Bicarbonat durch *Verminderung* der Plasma-Kohlendioxydkonzentration infolge vertiefter und beschleunigter Atmung entgegengewirkt wird.

Merke:

1. *Acidose* bedeutet Abnahme der Blutbicarbonatkonzentration oder Anstieg der Kohlensäurekonzentration. *Alkalose* bedeutet Zunahme der Blutbicarbonatkonzentration oder Abnahme der Kohlensäurekonzentration.

2. Die Acidose oder Alkalose ist *respiratorisch* bedingt, wenn eine Veränderung des Kohlensäuregehaltes die Ursache ist. Die Acidose oder Alkalose ist *metabolisch* bedingt, wenn eine Veränderung des Blutbicarbonates die Ursache ist.

3. Die Acidose oder Alkalose ist *kompensiert*, wenn Niere und Lunge in der Lage sind, das gestörte Verhältnis von Bicarbonat zu Kohlensäure wiederherzustellen und damit den pH-Wert im Normbereich zu halten. Gelingt dies nicht, so ist die Acidose und Alkalose *dekompensiert*.

4. Bei einer dekompensierten Acidose liegt der pH-Wert unter 7,35.
   Bei einer dekompensierten Alkalose liegt der pH-Wert über 7,45.

6. Störungen des Wasser-, Elektrolyt- und Säure-Basen-Haushaltes

Störungen der Körperflüssigkeiten betreffen Wasser, Elektrolyte und/oder den pH. Bei den beiden häufigsten Krankheitszuständen — Erbrechen und Durchfall — gehen *sowohl* Wasser als *auch* Elektrolyte verloren. In schweren Fällen sind alle drei Faktoren betroffen. Während sich in leichten Fällen Störungen des Gleichgewichtes auf den Wasser- und Elektrolythaushalt beschränken, kommt es bei schwerem und länger anhaltendem Erbrechen oder Durchfall auch zu pH-Änderungen. Bei Erbrechen führt der *Verlust von Säure* (HCl) zur Alkalose während ein *Basenverlust* (HCO_3^-) bei der Diarrhoe zur Acidose führt. Weitere Zustände, die mit Störungen des Flüssigkeitshaushaltes einhergehen, sind Blutungen, Schock, Verbrennungen, Hitzschlag, Ödeme, Diabetes mellitus, Nierenversagen, gastrointestinale Fisteln, Drainagen, gastrointestinale Obstruktionen. Ebenso kann die kritiklose Anwendung von Infusionslösungen Störungen nach sich ziehen.

Auch die Wirkung bestimmter Medikamente auf den Wasser-, Elektrolyt- und Säure-Basen-Haushalt ist stets zu bedenken. Einige stören das Gleichgewicht (z. B. ACTH, Corticosteroide, Diuretica und Natriumcarbonat), während andere bei *bereits vorbestehender* Störung des Gleichgewichtes ungewöhnliche Nebenwirkungen haben können.

Kalium hat beispielsweise eine antagonistische Wirkung auf Digitalis, d. h. daß eine normalerweise ungefährliche Dosis dieses Medikamentes sich als gefährlich erweisen kann, wenn $[K^+]$[5] unter den Normwert abfällt (Hypokaliämie). Dies ist besonders zu beachten, da herzinsuffiziente Patienten oft gleichzeitig mit Digitalis und Diuretica behandelt werden und viele Diuretica zur Hypokaliämie führen können, wenn Kalium nicht (z. B. als KCl) vorbeugend zugeführt wird. Andererseits kann die intravenöse Zufuhr von Calciumsalzen bei digitalisierten Patienten zum plötzlichen Herztod führen. Infolge dessen muß man 1. bei Medikamenten, die das Elektrolyt-Gleichgewicht beeinflussen können, besonders vorsichtig sein, 2. sich vergewissern, daß der Patient vor Zufuhr solcher wirksamer Drogen „im Gleichgewicht" ist und 3. die Wechselwirkungen von Elektrolyten und Medikamenten bei ihrer gleichzeitigen Anwendung immer beachten.

6.1. Ursachen und Symptome

In der Regel läßt sich eine Störung des Flüssigkeits- oder Elektrolythaushaltes durch einen oder mehrere der folgenden Begriffe beschreiben: Dehydratation (Verlust von Wasser), Ödeme (Überschuß an interstitieller Flüssigkeit), Hyponatriämie (Mangel an Serum-Natrium), Hypernatriämie (Vermehrung des Serum-Natrium), Hypokaliämie (Mangel an Serum-Kalium), Hyperkaliämie (Vermehrung des Serum-Kalium), Acidose (erniedrigter pH) und Alkalose (erhöhter pH). So kann eine schwere Durchfallerkrankung zur Dehydratation, Hyponatriämie, Hypokaliämie und Acidose führen. Das bedeutet gleichzeitig, daß die Symptome eines solchen Krankheitsbildes durch das Wechselspiel zu-

---

[5] Klammern bedeuten, daß es sich um eine Konzentrationsangabe handelt.

mindest dieser vier Faktoren — den Verlust von Natrium, Kalium, Wasser und die pH-Erniedrigung — entstehen. In diesem Sinne sind Störungen des Flüssigkeits- und Elektrolythaushaltes charakteristischerweise ein „multifaktorielles Geschehen". Man sollte trotzdem darauf bedacht sein, jeden der o. g. Zustände (Dehydratation usw.) getrennt zu betrachten, da — wenn auch selten — jeder Zustand für sich alleine auftreten kann. So kann beispielsweise ein schwerkranker, parenteral ernährter Patient ohne weiteres sterben, wenn die zugeführten Infusionslösungen kein Kalium enthalten; die Todesursach wäre dann: Hypokaliämie.

6.1.1. Dehydratation

Das durch abnormen Wasserverlust hervorgerufene Krankheitsbild der Dehydratation stellt sich als erstes Problem, wenn man die Störungen des Flüssigkeitshaushaltes diskutiert. Zur Dehydratation kommt es auch, wenn eine normale Flüssigkeitsausscheidung nicht durch normale Flüssigkeitszufuhr ausgeglichen wird. Genau genommen führt der Begriff Dehydratation etwas in die Irre, da der Körper nie *reines Wasser* verliert. In Wirklichkeit handelt es sich immer um einen gleichzeitigen Verlust von Wasser *und* Elektrolyten. So sind die Symptome der Dehydratation dem Verlust beider Faktoren zuzuordnen. Allgemein bekannte Zeichen sind: Turgorverlust der Haut, eingesunkene Augäpfel, Trockenheit der Schleimhäute und Abnahme des Körpergewichtes, wobei die Gewichtsabnahme den Schweregrad der Dehydratation am besten wiederspiegelt. Wenn der Verlust an Wasser größer als der an Elektrolyten ist, tritt besonders starker Durst auf, obwohl auch ein Volumenmangel allein, wenn auch in geringerem Maße, Durstgefühl hervorruft. In schweren Fällen sind diese Symptome nur die Frühzeichen des Vollbildes der Dehydratation mit Schwäche, Nahrungsverweigerung, Übelkeit und Erbrechen, Nierenversagen, Schock und letztlich Koma.

6.1.2. Ödeme

Die der Dehydratation entgegengesetzte Störung ist die Einlagerung von Ödemen, die Ablagerung abnorm großer Flüssigkeitsmengen im Interstitium. Auch bei dem Zustand der Hyperhydratation handelt es sich meist nicht um Überschuß an reinem Wasser, sondern um einen gleichzeitigen Überschuß an Wasser *und* Elektrolyten. Die Ursachen sind vielfältig: erhöhte Capillardurchlässigkeit, Herzinsuffizienz, Nierenerkrankungen, Fehlernährung mit Eiweißmangel, erhöhte Kochsalzzufuhr, Überdosierung von Nebennierenrindenhormonen, Hyperaldosteronismus und Abflußbehinderungen im Bereich der Lymphwege, um nur die häufigsten zu nennen. Wesentlich ist, daß sich Ödeme in einem circulus vitiosus selbst unterhalten und vermehren. Infolge des Flüssigkeitsverlustes aus dem Plasmakompartiment in das Interstitium kommt es zu einer Abnahme des zirkulierenden Blutvolumens, wodurch wiederum die Ausschüttung von Aldosteron und ADH stimuliert wird, die dann die Rückresorption von Elektrolyten und Wasser in der Niere fördern. Dies wäre physiologischerweise wünschenswert, wenn die so gewonnene Flüssigkeit nicht sofort wieder ins Interstitium verloren ginge, wodurch sich die bereits vorliegende Störung noch weiter verschlechtert.

6.1.3. Natrium

Ein Defizit an extracellulärem Natrium (Hyponatriämie) kann durch mangelnde Natriumzufuhr, vermehrtes Schwitzen bei gleichzeitigem Trinken reinen Wassers, durch vermehrten gastrointestinalen Verlust oder durch ungewöhnliche Natriumverluste über den Urin bei Nebennierenrinden-Insuffizienz verursacht werden. Diese durch echten Natriummangel bedingte Hyponatriämie darf nicht mit der sogenannten „Verdünnunghyponatriämie" verwechselt werden. Bei der Verdünnungshyponatriämie ist der Natriumbestand *nicht* vermindert, häufig sogar gesteigert. Durch einen Überschuß an reinem,

= elektrolytfreiem Wasser wird jedoch das extracelluläre Natrium so verdünnt, daß eine „Hyponatriämie durch Verdünnung" entsteht. Bei Hyponatriämie durch Natriummangel sind Natrium und Chlor im Urin praktisch nicht mehr nachweisbar. Folgen der Hyponatriämie sind verminderte Nierendurchblutung, Störung des Wasserhaushaltes, Dehydratation, Benommenheit, zunehmende Verwirrtheit, delirante Zustände, Blutdruckabfall und in schweren Fällen Bewußtseinsverlust und Krampfanfälle. Dem gegenüber entsteht eine Hypernatriämie (erhöhtes extracelluläres Natrium) in der Regel durch verminderte Wasserzufuhr, Durchfälle, ein Überangebot an Natriumchlorid oder durch gestörte Nierenfunktion. Zu den Symptomen gehören trockene Schleimhäute, rotes Gesicht, Fieber, Durst und Oligurie.

6.1.4. Chlorid

Chlorid ist das Hauptanion des extracellulären Kompartiments und steht in enger Beziehung zu Natrium: Beide Ionen werden meist zusammen aufgenommen (als NaCl), sie werden zusammen im Nierentubulus rückresorbiert und gehen bei gestörter Nierenfunktion auch zusammen verloren. Da Chlorid jedoch besonders schnell auch in Form von KCl ausgeschieden wird, ist ein Kaliummangel (Hypokaliämie) meist von einem Chloridmangel (Hypochlorämie) begleitet. Die Symptome der Hypochlorämie sind die der sie begleitenden Hypokaliämie und Hyponatriämie.

6.1.5. Kalium

Kalium ist das Hauptkation des intracellulären Kompartiments. Bei einem 70 kg schweren Menschen beträgt die Gesamtmenge im Körper ca. 4000 mval — wobei $^2/_3$ an Protein gebunden sind. Das nicht an Eiweiß gebundene Drittel kann unter bestimmten Bedingungen durch die Zellmembran aus der Zelle herauswandern, was mit einem obligaten Einstrom von H^+ Ionen in die Zelle gekoppelt ist (um den Verlust positiver Ladungen auszugleichen). Kalium hat dadurch entscheidende Bedeutung für den Säure-Basen-Haushalt.

Bei unzureichender Kaliumzufuhr entwickelt sich *rasch* ein Kaliumdefizit. Die gleiche Folge haben Erkrankungen mit abnormem Zelluntergang. Hierbei wird das proteingebundene Ion freigesetzt und gelangt in das extracelluläre Kompartiment, von wo es über den Nierentubulus mit dem Urin ausgeschieden wird. Andere Ursachen sind Streß, Erbrechen, Durchfälle, Fisteln im Bereich des Magen-Darm-Kanals, Absaugung von Sekreten über liegende Magen- oder Darmsonden, Coma diabeticum und die erhöhte Zufuhr von kaliumfreien Infusionslösungen, von ACTH und Nebennierenrindenhormonen.

Klinische Zeichen des Kaliumdefizits, das *in der Regel* mit einer Hypokaliämie einhergeht, sind Depressionen, Bewußtseinseintrübung, Muskelschwäche bis zur schlaffen Lähmung, Muskelfibrillieren, Schwäche und letztlich Lähmung der Atemmuskeln, ein unregelmäßiger Puls und, insbesondere beim postoperativen Patienten, die Magen-Darm-Atonie. Sehr charakteristisch sind auch Veränderungen des Elektrokardiogramms (Abb. 6.1.). In der Regel gehen Hypokaliämische Zustände mit einer Hypochlorämie und Alkalose einher.

Nicht nur die Hypokaliämie, sondern auch die Hyperkaliämie, ein über die Norm erhöhtes Kalium, stellt einen lebensbedrohlichen Zustand dar. Dies ist meist Folge einer erhöhten Zufuhr des Ions bei Patienten, die nicht in der Lage sind, Kalium auszuscheiden, oder das Resultat einer übergroßen Freisetzung von Kalium aus dem Intracellulärraum aufgrund vermehrten Zelluntergangs. Andere Ursachen sind Nebennierenrindeninsuffizienz, Acidose oder Nierenversagen. Die Symptome des akuten Nierenversagens sind zum Teil eng mit Symptomen der Kaliumintoxikation verknüpft. Am Beispiel des Nierenversagens läßt sich hervorragend demonstrieren, welche eigenartigen Wege Elektrolytstörungen gehen können; in diesem Fall ist trotz Erniedrigung des *Gesamtkörperkaliums* (bedingt durch Verlust des *cellulären* Kaliums) das *extracelluläre* Kalium

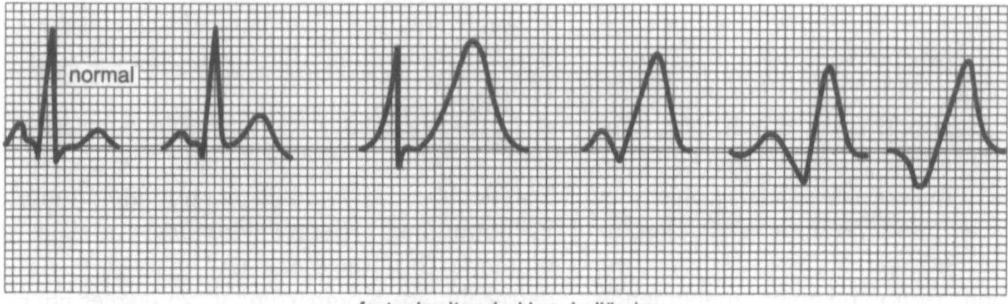

fortschreitende Hypokaliämie

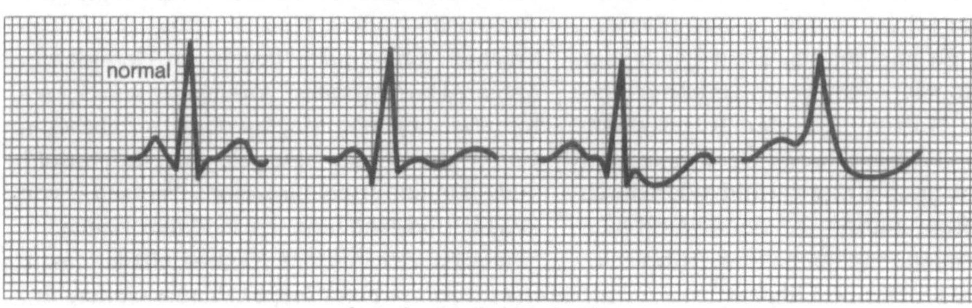

fortschreitende Hypokaliämie

Abb. 6.1. Elektrokardiogramm mit typischen Zeichen der Hypo- bzw. Hyperkaliämie (halbschematisch)

erhöht. Kalium ist einem Löwen vergleichbar: Im Käfig — in der Zelle — ist das Ion harmlos; bricht es aus, ist es eine Gefahr für den ganzen Organismus. Die auf eine Hyperkaliämie hinweisenden Symptome sind Teilnahmslosigkeit, Verwirrtheitszustände, Taubheit und Kribbeln in Armen und Beinen (mit einem Gefühl der Schwäche und Schwere der Gliedmaßen), ein graublasses Hautkolorit, Durchfälle, Muskelkrämpfe und -schmerzen und charakteristische EKG-Veränderungen.

6.1.6. Calcium

Etwa 99 Prozent des Körpercalciums sind in Knochen und Zähnen abgelagert; der Rest befindet sich in den drei Flüssigkeitsräumen. Ein Calciummangel (Hypocalciämie) kann auf vielfältige Weise entstehen: durch ungenügende Zufuhr, schlechte Resorption, Hypoparathyreodismus, bei akuter Pankreatitis, schwerer Peritonitis, fulminanten Phlegmonen, Verbrennungen, Fisteln und durch übergroße Zufuhr von Citratblut. Von besonderer Bedeutung ist, daß eine „Hypocalciämie" bestehen kann, selbst wenn die Gesamtcalciumkonzentration im Serum unverändert normal ist. Diese zunächst unverständliche Tatsache beruht darauf, daß gelöstes Calcium in *ionisierter* oder *nicht ionisierter* Form vorliegen kann und daß Symptome nur bei Erniedrigung des ionisierten Calciums auftreten, z. B. wenn ionisiertes Calcium bei bestehender *Alkalose* in die nicht ionisierte Form überführt wird.

Dies läßt sich in dramatischer Weise durch Hyperventilation provozieren. Bei verstärktem Abatmen von CO_2 fällt die Konzentration von H_2CO_3, wodurch der pH ansteigt (respiratorische Alkalose). Da ein erhöhter pH die Umwandlung von ionisiertem Calcium in nicht ionisiertes begünstigt, führt dies letztlich zum klinischen Bild der Hypocalciämie. Das klassische klinische Bild der Hypocalciämie, die Tetanie, ist hauptsächlich durch Parästhesien, Carpopedalspasmen, Muskelzittern, Laryngospasmus und generalisierte Krämpfe charakterisiert.

Eine erhöhte Calciumkonzentration (Hypercalciämie) entsteht meist durch Einströmen größerer Calciummengen in die Extracellulärflüssigkeit aus dem Knochen (z. B. beim Hyperparathyreodismus); weniger häufig

28

durch vermehrte Resorption aus dem Darm (bei Zufuhr größerer Mengen an Vitamin D oder reichlichem Genuß von Milch). Zu den klinischen Zeichen gehören: Anorexie, Gewichtsverlust, lanzinierende Knochenschmerzen, Nierensteine, Blutdruckabfall, Anstieg des Harnstoffs und allgemeine Verlangsamung.

6.1.7. Magnesium

Magnesium kommt in allen Zellen und Körperflüssigkeiten vor und ist eng mit dem Calcium- und Phosphatstoffwechsel gekoppelt; physiologisch scheint es dem Natrium nahe zu stehen, insofern die Ausscheidung beider Ionen in ähnlicher Weise kontrolliert wird. Es ist bekannt, daß Magnesium im Kohlenhydrat- und Proteinstoffwechsel eine lebenswichtige Rolle spielt. Außerdem weiß man, daß zwischen dem Schweregrad eines Diabetes mellitus und dem Magnesiumgehalt im Blut eine enge Korrelation besteht. Ein Mangel an Magnesium (Hypomagnesiämie) führt zu cutaner Vasodilatation, Muskelzittern, Übererregbarkeit, Tetanie und Krämpfen. Zu Magnesiumüberschuß (Hypermagnesiämie) kann es kommen, wenn magnesiumhaltige Nahrungsmittel oder -verbindungen bei gleichzeitig bestehendem Nierenversagen zugeführt werden. Die Hauptsymptome sind Kreislaufversagen und Ateminsuffizienz.

6.1.8. Phosphat

Da Phosphat $(HPO_4^=)$[6] ein wichtiges Ion des intracellulären Kompartimentes ist und mit Calcium, Kalium und Magnesium in enger Beziehung steht, ist man heute vielfach der Meinung, daß dieses Ion Infusionslösungen, die zum Ersatz von Körperflüssigkeiten verwendet werden, zugesetzt werden sollte.
Zum Ausgleich einer lang andauernden Hypokaliämie scheint Dikaliumphosphat (K_2HPO_4) das Elektrolyt der Wahl zu sein.

---

[6] Tatsächlich handelt es sich um das Diphosphat-Ion, „reines" Phosphat wäre $PO_4^{\equiv}$.

6.1.9. Säure-Basen-Haushalt

Wie bereits besprochen (s. S. 23) gibt es *vier* mögliche Störungen des Säure-Basen-Haushaltes — die respiratorische Alkalose und die metabolische Alkalose sowie die respiratorische Acidose und die metabolische Acidose. Eine *metabolische Acidose* kann aus einer oder mehreren der drei folgenden grundlegenden Störungen entstehen: 1. Verlust von Bicarbonat über den Magen-Darm-Trakt (z. B. infolge von Diarrhoen oder bei äußeren gatrointestinalen Fisteln); 2. vermehrte Produktion organischer Säuren (z. B. bei diabetischer Ketoacidose) oder Zufuhr saurer Valenzen von außen (z. B. Salicylatvergiftung, Salzsäurevergiftung) und 3. beeinträchtigte Nierenfunktion. Klinische Zeichen sind eine tiefe, beschleunigte Atmung (Kußmaul'sche Atmung), Atemnot, Schwäche, Bewußtseinseintrübung und schließlich Koma. Die *respiratorische Acidose* entsteht durch Störungen der normalen CO_2-Abatmung. Dies ist der Fall bei Pneumonie, Asthma bronchiale, Emphysem und bei Vergiftungen mit Noxen, die zu einer zentralen Atemdepression führen. Eine ähnliche Situation kann auch durch Einatmen großer CO_2-Mengen heraufbeschworen werden. Klinische Zeichen sind die der Atemstörung sowie Schwäche, Desorientiertheit und Koma. Die *metabolische Alkalose* kann durch Erbrechen, Abfließen von Magen-Darm-Saft über liegende Sonden, bei Kaliummangelzuständen und bei erhöhter Zufuhr von Natriumbicarbonat auftreten. Zum klinischen Bild gehören: Atemdepressionen, gesteigerte Reflexe, erhöhter Muskeltonus und Krämpfe. Eine *respiratorische Alkalose* entsteht durch Hyperventilation z. B. bei Angstzuständen, Hysterie oder bewußter Hyperventilation, Salicylatvergiftung, Fieber, Encephalitis und Sauerstoffmangel. Die Symptome sind im wesentlichen die der Tetanie, können sich jedoch bis zur Bewußtlosigkeit und Krampfanfällen steigern.
Es ist wichtig, daß man in der Beurteilung der vier Typen der Störungen des Säure-Basen-Haushaltes sich zunächst Klarheit über den respiratorischen Faktor verschafft: Ist

die Atmung als „ursächlicher" oder als „kompensatorischer" Faktor beteiligt? Z. B. *verursacht* die gesteigerte Atmung einerseits respiratorische Alkalose, andererseits ist gesteigerte Atmung bei bestehender metabolischer Acidose *kompensatorisch* wirksam, um die Kohlensäurekonzentration $[H_2CO_3]$ durch CO_2-Abatmung zu reduzieren und damit das Gleichgewicht zwischen $[HCO_3{}^-]$ und $[H_2CO_3]$ wieder herzustellen. In ähnlicher Weise ist eine Atemstörung *Ursache* der respiratorischen Acidose, während bei zugrundeliegender metabolischer Alkalose eine verminderte Atmung dazu dient, durch Konservierung von CO_2 und damit von H_2CO_3 das Säure-Basen-Gleichgewicht *wieder herzustellen.*

6.2. Diagnose

Dem Arzt stehen drei Möglichkeiten zur Verfügung, sich über den Flüssigkeits- und Elektrolythaushalt oder den Blut-pH ein Bild

zu verschaffen: die Anamnese des Patienten, die körperliche Untersuchung und die Laboranalysen.

6.2.1. Anamnese

Einer der wesentlichen Punkte der Anamnese ist es, die Flüssigkeitszufuhr und den Flüssigkeitsverlust seit Beginn der Erkrankung abzuschätzen. Dazu gehört die Frage nach den Urinentleerungen während der letzten 24 h und vor allem die möglichst genaue Angabe eines Gewichtsverlustes. Bei Säuglingen und Kleinkindern muß bei einem Verlust von 10% des Körpergewichtes und darunter ein mittelgradiges Flüssigkeitsdefizit angenommen werden. Alles, was über 10% liegt, muß als schweres Defizit aufgefaßt werden. Bei größeren Kindern und Erwachsenen zeigt ein Gewichtsverlust von 2 – 5% ein mäßiges, ein Gewichtsverlust von über 6% ein schweres Flüssigkeitsdefizit an.

6.2.2. Klinischer Untersuchungsbefund

Eine erhebliche Flüssigkeits- und Elektrolytstörung schlägt sich in der Regel in deutlich erkennbaren Symptomen nieder. Zusätzlich zu den leicht beurteilbaren Kriterien Wachheit, Gewebsturgor, Beschaffenheit der Schleimhäute, der Zunge und der Augen werden Körpertemperatur, Atmung, Puls und Blutdruck gemessen. Ein dehydrierter Patient ist beispielsweise lethargisch, hat trockene Schleimhäute, eingesunkene Augen, weiche Augäpfel, einen schnellen schwachen Puls und einen erniedrigten Blutdruck. Bei leichten Störungen des Wasser-Elektrolyt- und Säure-Basen-Haushalts wird man bei der klinischen Untersuchung des Patienten nur selten deutlich ausgeprägte Symptome finden, was nicht ausschließt, daß ein geübter Diagnostiker nicht doch ein oder zwei Leitsymptome entdeckt, die ihn weiterführen.

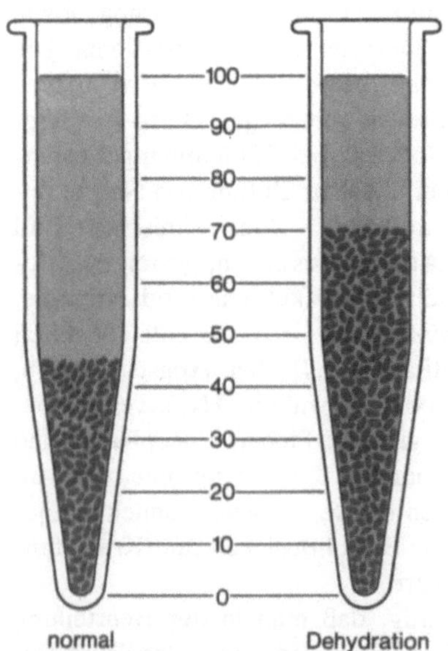

Abb. 6.2. Beeinflussung des Hämatokrit durch Dehydratation

6.2.3. Laboranalysen

Laborbefunde sind äußerst hilfreich, müssen jedoch *immer* im Rahmen des klinischen Bildes gesehen und entsprechend gewichtet werden. Dies gilt insbesondere für Störungen im Kaliumstoffwechsel, da bei Zerstörung größerer Gewebsmengen mit Verlust intracellulären Kaliums im Extracellulärraum eine *Hyperkaliämie* bestehen kann, obwohl ein Gesamtdefizit an Kalium vorliegt. Anders ausgedrückt: *eine* Blutprobe allein gibt nicht immer die wirkliche Situation wieder.

Neben Kalium sind zur Stellung einer Diagnose die Serum-Werte für Natrium, Chlorid, pH, pCO_2, Bicarbonat, Pufferbasen, die Erythrocytenzahl sowie Hämoglobin, Hämatokrit (Abb. 6.2.) und Serumeiweiß wichtig. Typische Blutveränderungen bei schweren Durchfällen sind beispielsweise eine Hyponatriämie, Hypokaliämie, metabolische Acidose (niedriges Bicarbonat) und (infolge der Hämokonzentration) erhöhter Hämatokrit. Auch eine Urinuntersuchung kann erheblich weiterhelfen. Ein erniedrigter (unter pH 6) oder erhöhter (über pH 7) pH-Wert spricht für eine Acidose bzw. Alkalose. Das spezifische Gewicht steigt bei einem Flüssigkeitsdefizit an (Abb. 6.3.). Außerdem gibt der Nachweis von Zucker, Albumin, Leukocyten, u. ä. wichtige Hinweise auf die Grundkrankheit.

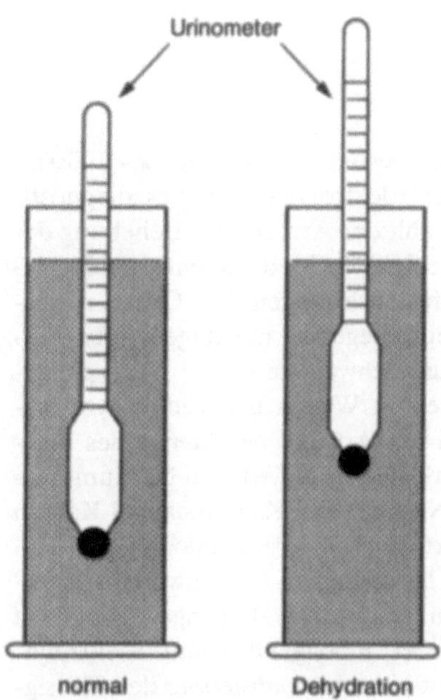

Abb. 6.3. Einfluß der Dehydratation auf das spezifische Gewicht des Urins

7. Therapeutische Prinzipien

Wenn eine bestimmte Störung des Flüssig-keits- oder Elektrolyt-Haushaltes diagnosti-ziert ist, wählt der Arzt die zur Behebung der Störung geeigneten Medikamente, Elektroly-te und Infusionslösungen. Bei Ödemen wer-den Diuretica gegeben, um eingelagerte Flüs-sigkeit auszuschwemmen. Bei Flüssigkeits-mangel werden Wasser und Elektrolyte ent-sprechend der Art und der Menge des Flüs-sigkeitsverlustes infundiert. Bei Natriumman-gel wird Natrium, bei Kaliummangel Kalium substituiert. Bei schwerer Acidose werden al-kalisierende Lösungen, bei schwerer Alkalo-se werden ansäuernde Lösungen zugeführt usw. Ziel der Flüssigkeits- und Elektrolyt-therapie ist eine *Normalisierung* des Flüssig-keits-, Elektrolyt- und Säure-Basen-Haus-haltes. Wie dies geschieht, soll nun bespro-chen werden.

7.1. Therapeutische Ziele

Flüssigkeit und Elektrolyte werden aus ei-nem oder mehreren der folgenden Gründen verabreicht:
1. *um bereits eingetretene Verluste zu ersetzen und Störungen auszugleichen*
2. *um den normalen täglichen Erhaltungsbe-darf zu gewährleisten*
3. *um laufende abnorme Verluste zu ersetzen.*

Folgende Maßnahmen dienen der Verwirkli-chung dieser therapeutischen Ziele:
1. zum Ausgleich bereits bestehender Verlu-ste oder Störungen der *Korrekturbedarf*
2. zur Deckung des normalen täglichen Er-

haltungsbedarfs die Zufuhr des *Basisbe-darfs*
3. zur Deckung laufender, abnormer Verlu-ste der *korrigierte Basisbedarf.*

Mit dem normalen Erhaltungsbedarf oder Basisbedarf werden die normalerweise über Haut, Lunge und Niere eintretenden Verlu-ste an Flüssigkeit und Elektrolyten gedeckt. Als bereits eingetretene Verluste bezeichnet man die, die *vor* Behandlungsbeginn aufge-treten sind. Unter laufenden abnormen Ver-lusten sind diejenigen Verluste zu verstehen, die noch unter der Behandlung (infolge von Erbrechen, Durchfällen, Drainagen und Ab-saugung gastrointestinaler Sekrete) eintreten. Wenn solche abnormen Verluste entstehen, muß der Basisbedarf zur Deckung der nor-malen täglichen Verluste korrigiert werden; es ist ein korrigierter Erhaltungsbedarf oder korrigierter Basisbedarf erforderlich.
Eine Korrektur des normalen täglichen Ba-sisbedarfs ist auch bei bestimmten Krank-heitszuständen erforderlich, die besondere Anforderungen an den Wasser-Elektrolyt-Haushalt stellen, so z. B. beim prä- und post-operativen Patienten oder beim Patienten mit Herz- oder Leberinsuffizienz. Basisbe-darf oder korrigierter Basisbedarf und Kor-rekturbedarf ergeben den Gesamtbedarf.

7.2. Dosierungsrichtlinien

7.2.1. Erhaltungsbedarf — bilanzierende Lösungen

Das *Flüssigkeitsvolumen*, das bei einer be-stimmten Störung des Flüssigkeitshaushaltes parenteral zugeführt werden muß, richtet sich nach den o. g. Behandlungszielen und dem Körpergewicht oder der Körperoberfläche des Patienten. Diese kann mittels eines Nomogramms (s. S. 61 u. 62) bestimmt werden. Als *allgemeine Richtlinien* haben sich folgende Dosierungen bewährt:

1. *Erhaltungsbedarf:* 1500 ml pro Quadratmeter Körperoberfläche und Tag (ml/m² KO/Tag) oder 35 ml/kg Körpergewicht und Tag.
2. *Erhaltungsbedarf plus Ausgleich mäßiger bereits eingetretener Verluste:* 2400 ml/m² KO/Tag oder 55 ml/kg KG/Tag.
3. *Erhaltungsbedarf plus Ausgleich schwerer bereits eingetretener Verluste:* 3000 ml/m² KO/Tag oder 70 ml/kg KG/Tag.

Diese Dosierungen beziehen sich auf die sog. „bilanzierenden Lösungen" oder „Basislösungen". Dies sind Lösungen, die Wasser und Elektrolyte in denjenigen Mengen enthalten, die zur Aufrechterhaltung der Homöostase erforderlich sind und die den Organismus mit Sicherheit nicht belasten, solange Niere, Nebenniere, Hypophyse und Nebenschilddrüse normal arbeiten. Anders ausgedrückt: Der Körper, oder genauer gesagt die Niere, wird unter dem Einfluß der Hormone dieser Drüsen aus den zugeführten Basislösungen das, was erforderlich ist, zurückhalten und das, was überflüssig ist, ausscheiden.

7.2.2. Laufende abnorme Verluste und vorbestehende Störungen — korrigierende Lösungen

Wie schon erwähnt, ist es nicht immer ausreichend, den täglichen Erhaltungsbedarf bereitzustellen. Wenn bereits Flüssigkeitsverluste bestehen oder Flüssigkeit und Elektrolyte weiterhin verlorengehen, ist ein zusätzlicher Ersatz erforderlich. Solche *laufenden abnormen* Verluste werden nach dem Prinzip *Volumenzufuhr = Volumenverlust* ausgeglichen. Voraussetzung dafür ist eine genaue Kontrolle abnormer Flüssigkeitsverluste des Patienten. Diese müssen gemessen oder, wenn das nicht möglich ist, geschätzt werden.

Laufende abnorme Verluste aus dem Gastrointestinaltrakt werden mit speziellen Ersatzlösungen ausgeglichen, deren Zusammensetzung in etwa dem Elektrolytgehalt des Magen- oder Darmsaftes entspricht. Da sie konzentriertere Elektrolytlösungen darstellen, dürfen sie nicht zum Ausgleich bereits eingetretener Verluste oder als allgemeine Erhaltungslösung benutzt werden.

Zum Ersatz von Verlusten an Extracellulärflüssigkeit eignen sich Vollelektrolytlösungen. Dies sind Lösungen, die in ihrer Elektrolytzusammensetzung dem normalen Elektrolytgehalt der Extracellulärflüssigkeit entsprechen. Man bezeichnet solche Lösungen als „Plasmaisoion".[7] Aus diesem Grund ist physiologische Kochsalzlösung zum Ersatz von Extracellulärflüssigkeit weniger gut geeignet, da sie zwar plasmaisoton, aber nicht isoion ist (154 mval/l Na^+ und 154 mval/l Cl^- gegenüber 142 mval/l Na^+ und 103 mval/l Cl^- im Plasma), also das Prinzip Zufuhr = Verlust weniger gut verwirklicht.

Zum Ausgleich bereits eingetretener Defizite an reinem = elektrolytfreiem Wasser werden elektrolytfreie oder elektrolytarme Infusionen gegeben. Als elektrolytfreie Lösungen werden plasmaisotone Zuckerlösungen verwendet (5%ige Glucose-, 5%ige Lävulose-Lösung). Elektrolytarme Lösungen sind Plasma-hypoion, durch Zusatz einer entsprechenden Menge von Kohlenhydraten können

---

[7] Der Begriff isoion (gleiche Elektrolytzusammensetzung wie die Extracellulärflüssigkeit) ist mit dem Begriff isoton (gleiche Osmolarität wie die Extracellulärflüssigkeit) nicht identisch. Vollelektrolytlösungen sind z. B. plasma-isoion und isoton, durch Kohlenhydratzusätze können sie jedoch auch plasma-isoion und hyperton sein. Elektrolytarme Lösungen sind hypo-ion und hypoton, durch Kohlenhydratzusätze können sie hypoion und isoton gestaltet werden. Häufig wird für den Begriff isoion auch die Bezeichnung elektrolyt-isoton gewählt. Eine Vollelektrolytlösung ohne Kohlenhydrate ist dann elektrolyt-isoton und osmotisch-isoton, eine Vollelektrolytlösung mit Kohlenhydraten elektrolyt-isoton und osmotisch-hyperton, eine Halbelektrolytlösung ohne Kohlenhydrate ist elektrolyt-hypoton und osmotisch-hypoton, eine Halbelektrolytlösung mit 2,5% Kohlenhydraten ist elektrolyt-hypoton und osmotisch-isoton.

sie plasmaisoton gemacht werden. Solche elektrolytarmen und kaliumfreien Lösungen zum initialen Ersatz eines überwiegenden Wasserdefizits werden auch als Rehydratationslösungen bezeichnet.

Die Dosierung dieser Ersatzlösungen ist individuell und richtet sich, unter Beachtung des Grundsatzes Zufuhr = Verlust, nach den Ergebnissen der Anamnese und der klinischen Befunde des Patienten.

Alkalisierende Lösungen (Natriumbikarbonat, Tris-Puffer, Natriumlactat) oder ansäuernde Lösungen (Ammoniumchlorid, L-Lysin oder L-Arginin-Hydrochlorid, HCl) dienen dem Ausgleich bereits eingetretener Acidosen oder Alkalosen. Sie werden nach Maßgabe des Säure-Basen-Status dosiert.

7.2.3. Elektrolytkonzentrate

Elektrolytkonzentrate enthalten die für die Behandlung von Störungen des Elektrolythaushaltes erforderlichen Ionen einschließlich der alkalisierenden und ansäuernden Substanzen in hochkonzentrierter Lösung.

Während die bilanzierenden und korrigierenden Infusionslösungen dazu dienen, dem Organismus und seinen regulierenden Organen die erforderlichen Substanzmengen bereitzustellen, dienen die Elektrolytkonzentrate als Zusätze zu den Infusionslösungen der Feinkorrektur. Die Dosierung richtet sich daher nach dem klinischen Befund und den Laborergebnissen im Einzelfall.

7.3. Infusionswege

Obwohl man bei der Therapie von Flüssigkeits- und Elektrolytstörungen dazu neigt, zuerst immer an die intravenöse Zufuhr zu denken, sollte wenn möglich eine orale Flüssigkeitstherapie durchgeführt werden. Leider erfordert die typische Krankheitssituation in den allermeisten Fällen die parenterale Zufuhr trotz der damit verbundenen technischen Schwierigkeiten und Risiken und nicht zuletzt trotz der Unbequemlichkeit für den Patienten.

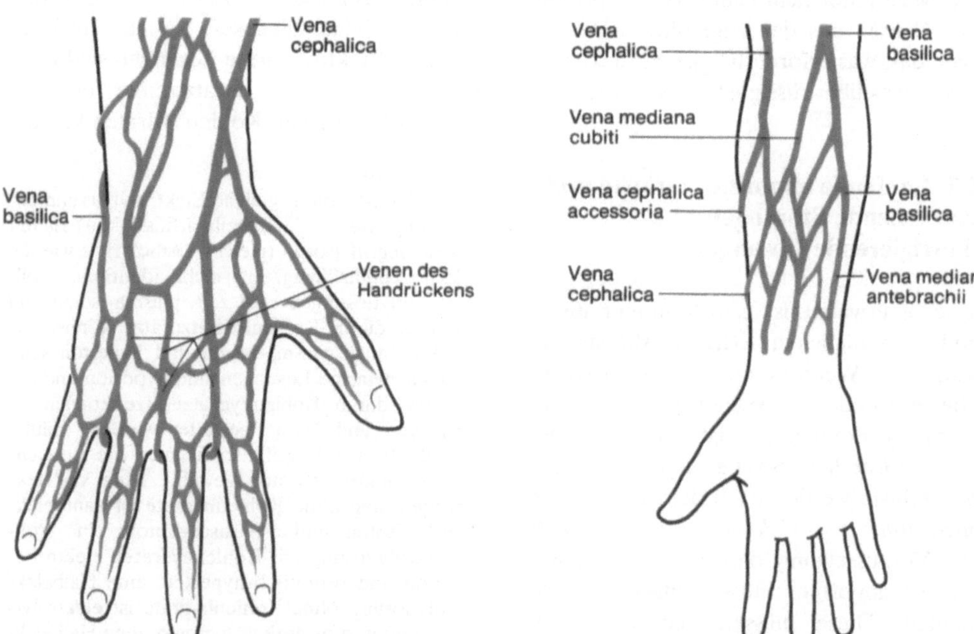

Abb. 7.1. Allgemein übliche und zu empfehlende Venenpunktionsstellen an der oberen Extremität

7.3.1. Intravenöse Infusion

Bei parenteraler Zufuhr ist die intravenöse Infusion (nach Venenpunktion oder Einführen eines Venenverweilkatheters) der Weg der Wahl und bereitet in den meisten Fällen — eine geschickte Hand vorausgesetzt — keine Probleme, wenn das Herz-Kreislauf-System und die Niere normal funktionieren. Bei Säuglingen und Kleinkindern eignen sich für die Infusion in der Regel die Kopfvenen am besten, da es besonders bei adipösen Kindern oft schwierig ist, auf dem Handrücken (dem bei dieser Altersgruppe nächstbesten Zugang) eine Infusion anzulegen. Bei älteren Kindern und Erwachsenen bieten sich die Venen der Ellenbeuge an. Es gibt jedoch, wie aus Abb. 7.1. ersichtlich, noch eine ganze Reihe anderer gut geeigneter Stellen zur Punktion peripherer Venen. Neuerdings hat sich die Punktion der großen zentralen Venen am Hals (V. jugularis externa, V. jugularis interna) und an der oberen Thoraxapertur (V. subclavia, V. anonyma = brachiocephalica) sowohl für die Notfallpunktion als auch für das Einlegen von Venenverweilkathetern sehr gut bewährt.

7.3.2. Subcutane Infusion

Die subcutane Infusion kann aufgrund zahlreicher Nachteile nur letzter Ausweg sein. Die auf diesem Weg infundierbare Flüssigkeitsmenge ist begrenzt; die Resorption ist ungenügend und unregelmäßig, die Prozedur für den Patienten unangenehm. Darüberhinaus sollten entsprechende Lösungen isoton (oder annähernd isoton) sein, einen niedrigen pH aufweisen, leicht gepuffert sein und nicht mehr Kalium enthalten, als es dem Extracellularraum entspricht. Die subcutane Infusion wurde früher dennoch in einzelnen Fällen durchgeführt, wenn eine geeignete Vene nicht auffindbar war. Nach Einführung der oben erwähnten Technik der Punktion der großen Hals- und Throaxvenen dürfte diese Situation heute nicht mehr eintreten.

7.4. Infusionsgeschwindigkeit

Die Geschwindigkeit, mit der eine Lösung in den Blutstrom infundiert wird, ist von außerordentlicher Bedeutung. Eine zu hohe Infusionsgeschwindigkeit führt zur Kreislaufüberlastung und zum Herzversagen. Dies gilt besonders für Patienten mit vorbestehender Kreislaufinsuffizienz, bei denen ein solcher Fehler den Tod zur Folge haben kann. Die unten angeführten Infusionsgeschwindigkeiten stellen lediglich allgemeine Richtlinien dar, die dem jeweiligen Einzelfall anzupassen sind.

7.4.1. Initiale Flüssigkeitsersatzlösungen (Rehydratationslösungen)

Vor Gabe bilanzierender Erhaltungslösungen oder anderer *kaliumhaltiger* Lösungen muß die Niere gezeigt haben, daß sie in der Lage ist, Urin zu produzieren. So lange die Nierenfunktion ungeklärt und das Serumkalium unbekannt sind, sollte kein Kalium infundiert werden. Daher werden bei *schwerer Dehydratation* zum initialen Flüssigkeitsersatz Rehydratationslösungen mit niedriger Elektrolytkonzentration und ohne Kalium verwendet. Solche Infusionslösungen werden auch als „Starterlösungen" bezeichnet.

Die erforderliche Infusionsmenge richtet sich nach klinischem Befund und zentralem Venendruck. Zunächst muß so viel Flüssigkeit infundiert werden, daß ein normaler zentraler Venendruck erreicht wird. Wenn der zentrale Venendruck über 4 cm H_2O ansteigt, ohne daß die Urinausscheidung in Gang kommt, kann weiter Flüssigkeit bis zu einem zentralen Venendruck von maximal 10–12 cm H_2O infundiert werden. Wenn der Patient danach immer noch keinen Urin ausgeschieden hat, muß eine Niereninsuffizienz ernstlich in Betracht gezogen werden. Jede weitere Flüssigkeitszufuhr, insbesondere die einer elektrolytarmen „Starterlösung", trägt jetzt die Gefahr einer lebensbedrohlichen *Wasserintoxikation* in sich.

7.4.2. Bilanzierende Erhaltungslösungen (Basislösungen)

Als Erhaltungsinfusion werden 1,5 – 2 ml/kg KG/h während 24/h gegeben, im Durchschnitt insgesamt 40 ml/kg KG/Tag. Für eine Erhaltungsmenge plus Korrektur eines bereits bestehenden Defizits ist die Infusionsmenge entsprechend höher zu wählen. Die Infusion erfolgt kontinuierlich oder in zwei Phasen zu je 6 Stunden, wobei im letzteren Falle die Infusionsgeschwindigkeit entsprechend erhöht werden muß.

7.4.3. Ersatzlösungen bei gastrointestinalen Flüssigkeits- und Elektrolytverlusten

Diese Lösungen werden nach dem Dosierungsprinzip Volumenzufuhr = Volumenverlust zum Ausgleich laufender abnormer Verluste zugeführt.

7.5. Parenterale Ernährung

Die Notwendigkeit einer Ernährung des Patienten über den Bedarf an Wasser und Elektrolyten hinaus wurde bisher noch nicht angeschnitten. In leichteren Fällen, wenn eine orale Zufuhr möglich ist, ist die Infusionstherapie lediglich eine Frage des Wasser- und Elektrolythaushalts. Ist eine orale Ernährung jedoch *nicht* möglich, gewinnen Stickstoff- und Kalorienbilanz entscheidende Bedeutung für die Infusionstherapie, zusätzlich zu der Sorge um das Flüssigkeits- und Elektrolytgleichgewicht.
Man kann davon ausgehen, daß ein bettlägeriger Patient einen Calorienbedarf von ca. 1600 Cal/Tag hat[8], was etwa der Hälfte seines normalen Bedarfs entspricht. Der Calorienbedarf kann jedoch auf das Doppelte und mehr ansteigen, wenn der Patient Fieber hat oder sein Stoffwechselumsatz durch die Grundkrankheit gesteigert ist (Operationen,

Traumen, Verbrennungen, akutes Nierenversagen, Sepsis). Es sind Infusionslösungen im Handel, die Calorien (in Form von Kohlenhydraten), Stickstoff (in Form von Aminosäuren) und die für den Aminosäuren- und Kohlenhydratstoffwechsel wichtigen Vitamine enthalten. Andere Infusionslösungen enthalten als zusätzliche Calorienquelle Äthylalkohol.
Für Patienten mit partiell oder vollständig daniederliegender Magendarmfunktion sind während der letzten Jahre sichere und wirksame Techniken zur *kompletten intravenösen Ernährung* entwickelt worden, die zu einer ausgeglichenen, im günstigsten Fall zu einer *positiven* Stickstoffbilanz führen — eine Bilanz, die sich in Gewichtszunahme, besserer Wundheilung und einem ausreichenden Wachstum auch während langer Behandlungsdauer äußert. Das Verfahren hat sich als ein wertvolles Hilfsmittel bei Behandlung praktisch jeder Erkrankung oder Störung des Verdauungstrakts, bei der eine orale Ernährung unmöglich oder nicht zu empfehlen ist, bewährt.
Das Prinzip der parenteralen Ernährung beruht darauf, daß der hohe Blutfluß in einer großen herznahen Vene die Anwendung von Lösungen hoher Konzentration — sechsmal konzentrierter als Blut — erlaubt. Während bei der üblichen intravenösen Ernährung über periphere Venen lediglich ca. 1500 Cal/ Tag zugeführt werden können, kann in die V. cava superior oder eine andere herznahe Vene die drei- bis vierfache Calorienmenge infundiert werden. Die Infusionslösungen werden über einen Venenverweilkatheter, der über eine Antecubitalvene, die V. subclavia oder die V. jugularis eingelegt wurde, infundiert. Voraussetzungen sind eine peinlich aseptische Technik und sorgfältige Pflege des Katheters. Übliche Lösungen für die parenterale Ernährung bestehen aus 5 – 10% L-Aminosäuregemischen (s. S. 44), die mit den Zuckeraustauschstoffen Xylit oder Sorbit calorisch angereichert sein können, und aus 10%ig – 40%igen Glucose- oder Laevoselösungen, 10 – 20%igen Invertzuckerlösungen oder 25 – 40% Lösungsgemischen aus Glucose, Laevulose und Xylit. Die für die

---

[8] Gemeint sind große oder sog. Kilocalorien (Cal) im Gegensatz zu kleinen Calorien (cal).

komplette, hochcalorische intravenöse Ernährung eingesetzten 10% Aminosäurelösungen und 20 – 25%igen Kohlehydratlösungen liefern etwa 1 Cal/ml. Die 40%igen Zuckerlösungen sind für Patienten mit Anurie vorgesehen, bei denen die Volumenzufuhr so gering wie möglich gehalten werden muß. Elektrolyte, Vitamine und andere Mineralien werden dieser Lösung nach Bedarf zugesetzt.

Für die komplette intravenöse Langzeiternährung stehen auch Fettemulsionen zur Verfügung, die aus Sojabohnenöl hergestellt werden.

Merke:

1. Der *Basisbedarf* oder Erhaltungsbedarf entspricht den normalen täglichen Verlusten. Der *korrigierte Basisbedarf* berücksichtigt darüber hinaus laufende abnorme Verluste sowie die speziellen Gegebenheiten bestimmter Krankheitszustände (z. B. Operation, Herzinsuffizienz).
Ein *Korrekturbedarf* ist zum Ausgleich bereits eingetretener Verluste oder Störungen erforderlich.
Basisbedarf + Korrekturbedarf = *Gesamtbedarf*

2. Der Basisbedarf wird durch bilanzierende Erhaltungslösungen = *Basislösungen* gedeckt. Basislösungen enthalten den täglichen Bedarf an Wasser und Elektrolyten zur Aufrechterhaltung der Homöostase in 2500–3000 ml Infusionslösung.

3. Der Korrekturbedarf wird durch *korrigierende Lösungen* gedeckt. Korrigierende Lösungen ersetzen Verluste und gleichen Störungen aus.
Korrigierende Lösungen gliedern sich in Ersatzlösungen, Rehydratationslösungen und alkalisierende und ansäuernde Lösungen.

Ersatzlösungen korrigieren Defizite nach dem Prinzip Zufuhr = Verlust. Ersatzlösungen stehen für die Behandlung von Verlusten an Extracellulärflüssigkeit (Vollelektrolytlösungen), an NaCl (Kochsalz-Lösungen), an gastrointestinalen Sekreten (Magensaft-Ersatzlösungen, Darmsekret-Ersatzlösung) zur Verfügung. Wasserverluste werden durch isotone Kohlenhydratlösungen ersetzt.
Rehydratationslösungen oder „Starterlösungen" sind elektrolytarme und kaliumfreie Lösungen, die der Zufuhr von reinem Wasser bei schwerer Dehydratation mit Wasserdefizit dienen.
Alkalisierende oder ansäuernde Lösungen dienen der Korrektur manifester Azidosen oder Alkalosen.

4. Elektrolytkonzentrate dienen als Infusionszusätze der Feinkorrektur von Störungen und der Herstellung einer an die Erfordernisse des Einzelfalls angepaßten Infusionslösung.

8. Infusionslösungen

8.1. Technische Voraussetzungen

Alle parenteral zugeführten Lösungen müssen steril, pyrogenfrei und frei von anderen fremden Partikeln sein, die unerwünschte Nebenwirkungen verursachen könnten. Die handelsüblichen Präparate entsprechen diesen unerläßlichen Bedingungen und werden in Krankenhäusern fast ausnahmslos verwendet. Sie werden überwiegend in vakuumverschlossenen 500 ml- bzw. 1000 ml-Flaschen gehandelt, daneben stehen auch 250 ml-Flaschen zur Verfügung. Sie sind mit einem Metallbügel als Aufhängevorrichtung versehen. Außerdem werden Konzentrate in Ampullen verwendet. Diese dürfen *nur* verdünnt verabreicht werden. In den gleichen Größen wie die Infusionsflaschen sind auch Plastikbeutel mit Infusionslösungen erhältlich.

Parenterale Lösungen werden über ein Dauertropf-Infusionssystem zugeführt. Es besteht aus der Tropfkammer (zur Bestimmung der Infusionsrate anhand der Tropfenzahl/Minute), Plastikschläuchen, einer Schlauchklemme (zur Regulierung der Tropfengeschwindigkeit), einem Nadelansatzstück (Adapter) und der Nadel bzw. einem Venenkatheter. Vor Gebrauch muß das System aus der Infusionsflasche mit steriler Lösung gefüllt werden. Solche Infusionsbestecke werden praktisch nur noch als Einmalartikel verwendet.

Zahl und unterschiedliche Zusammensetzung der im Handel erhältlichen Infusionslösungen sind fast unübersehbar und für den Lernenden nicht selten verwirrend, wenn sie nicht nach praktischen Gesichtspunkten klassifiziert werden. Darüberhinaus, und daran sollte man immer denken, können gut 80 % aller Therapiemaßnahmen mit nur zwei oder höchstens drei verschiedenen Lösungen durchgeführt werden. Die eigentliche Vielfalt an Infusionslösungen ist daher durch die restlichen 20 % spezieller Probleme bedingt, die speziell zusammengesetzte Infusionslösungen erfordern.

8.2. Wasser

Die Standard-Infusionslösung zum Ersatz von reinem = elektrolytfreiem Körperwasser ist 5%ige Glucose oder 5%ige Laevulose in

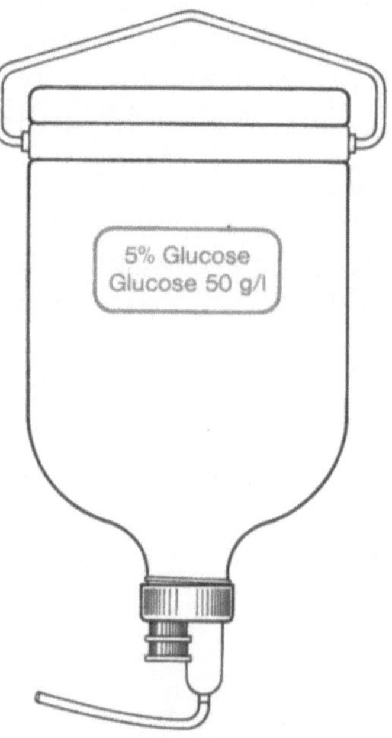

Abb. 8.1. 5%ige Glucoselösung. Entsprechend ist die Laevuloselösung zusammengesetzt. Indikationen: Ersatz von reinem Wasser (außerdem als Grundlösung verwendet)

Wasser (Abb. 8.1.). Die Glucose oder Laevulose wird verstoffwechselt, dadurch entsteht reines, osmotisch freies Wasser, das auf die verschiedenen Kompartimente verteilt wird. Die isotonen Kohlenhydratlösungen bieten sich daher zur Korrektur reiner *Wassermangelzustände* an. Würde man ein Wasserdefizit durch Zufuhr von Elektrolytlösungen korrigieren, so würde man eine Störung des Elektrolytgleichgewichtes durch Zufuhr nicht erforderlicher Ionen hervorrufen.

8.3. Kochsalzlösungen

Zu Lösungen dieser Kategorie gehören die isotone Kochsalzlösung, die Rehydratationslösungen (Anwässerungslösungen) und die hypertonen Kochsalzlösungen.

Physiologische Kochsalzlösung oder *isotone* Natriumchloridlösung ist eine 0,9%ige Lösung dieses Salzes. Sie liefert 154 mval Natrium und 154 mval Chlorid pro Liter (Abb. 8.2.). Bis vor wenigen Jahren war physiologische Kochsalzlösung die zur Infusionsbehandlung am häufigsten verwendete Elektrolytlösung. Heutzutage wird sie jedoch überwiegend durch physiologisch sinnvollere Lösungen ersetzt. Während der Natriumgehalt dem von Plasma (142 mval/l) nahekommt, überschreitet der Chloridgehalt erheblich den normalen Plasmawert (103 mval/l). Die den Elektrolytkonzentrationen im Plasma angeglichenen Lösungen werden als Vollelektrolytlösungen bezeichnet. Isotone Kochsalzlösung eignet sich noch immer zur Therapie bei Verlusten von Magensaft (mit Verlust von HCl), z.B. durch Absaugen von Magensaft, bei Erbrechen infolge Pylorusstenose und bei starkem Schwitzen.

Die sog. Rehydratationslösungen („Starterlösungen") enthalten Natriumchlorid in *niedrigerer* Konzentration als physiologische Kochsalzlösung. Eine typische Rehydratationslösung zeigt die Abb. 8.3. Eine ganze Reihe solcher Lösungen ist im Handel (**Tutofusin NS, Jonosteril SE, Sterofundin A, Elomel RS**). Ganz ähnlich zusammengesetzt sind die sog. Halbelektrolytlösungen, die zum Ersatz von Extracellulärflüssigkeit mit Wasserdefizit entwickelt wurden (**Sterofundin H, Jonosteril H, Tutofusin H**). Solche Lösungen werden, wie bereits besprochen, bei Dehydratationszuständen mit Wasserdefizit als erste Behandlungsmaßnahme verwendet. Sie werden bis zum Wiedereinsetzen einer ausreichenden Nierenfunktion infundiert. Dann geht man auf bilanzierende Erhaltungslösungen über.

Hypertone Kochsalzlösungen enthalten 3 % Natriumchlorid (513 mval/l Na^+, 513 mval/l Cl^-) und werden zugeführt, wenn der Körper mehr Salz als Wasser verloren hat (z.B. bei Zuständen von Hyponatriämie durch Natriumverlust mit gewöhnlich gleichzeitig bestehender Hypochlorämie). Die 3%ige Lösung wird auch benutzt, um eine ausgeprägte Plasmaverdünnung mit Hypoosmolarität nach übermäßiger Wasserzufuhr zu korrigieren. Während der Zufuhr konzen-

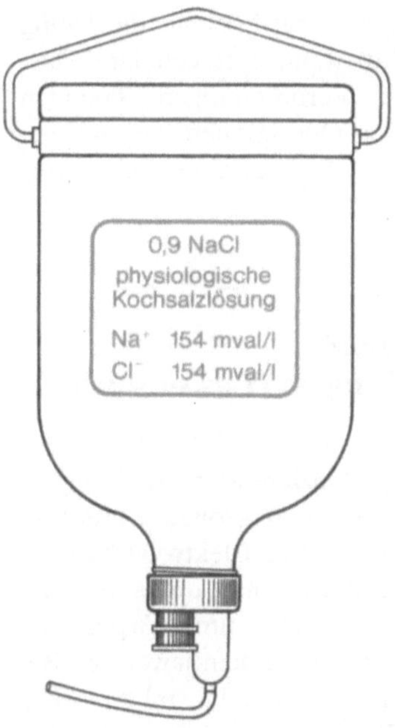

Abb. 8.2. Isotone Kochsalzlösung. Indikationen: Ersatz von NaCl-Verlust bei Magensaftverlust (Absaugung von Magensaft, Erbrechen bei Pylorusstenose), starker Schweißverlust, (außerdem als Grundlösung verwendet)

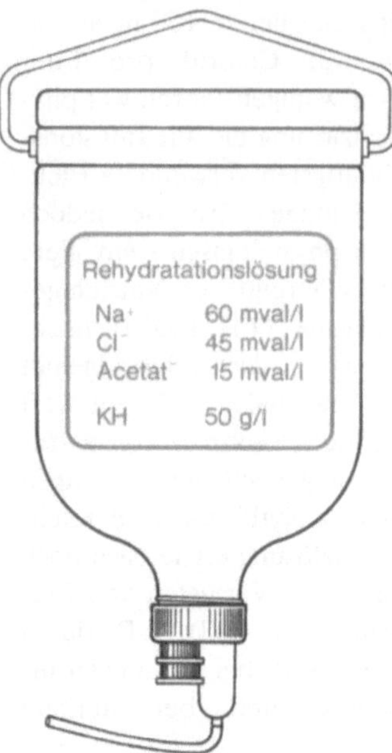

Abb. 8.3. Rehydratationslösung („Starterlösung")
Indikation: Initiale Rehydratation bei schwerer
Dehydratation mit Defizit an reinem Wasser. Cave
Wasserintoxikation

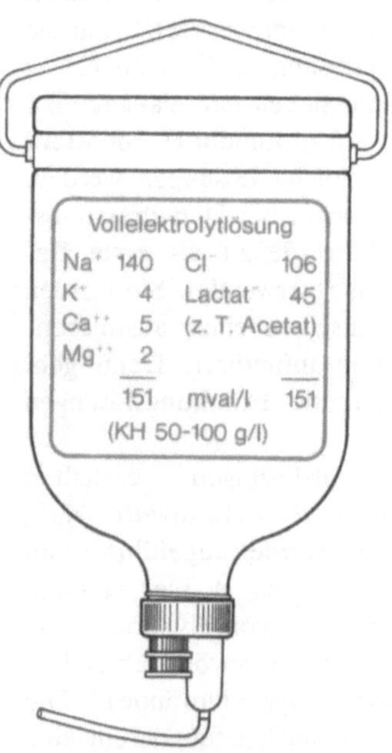

Abb. 8.4. Vollelektrolytlösung (mit und ohne Kohlenhydratzusatz). Indikation: Ersatz von extracellulärer Flüssigkeit

trierter Lösungen muß der Patient ständig unter Beobachtung sein. Hypertone Kochsalzlösungen sind bei normalen, erhöhten oder nur leicht erniedrigten Plasmaelektrolyten kontraindiziert.

8.4. Vollelektrolytlösungen

Vollelektrolytlösungen (**Sterofundin, Tutofusin, Elomel, Jonosteril**) enthalten Natrium, Kalium, Calcium, Magnesium und Chlorid in einer der extracellulären Flüssigkeit entsprechenden Konzentration. Sie enthalten außerdem Lactat (Abb. 8.4.). Sie sind indiziert bei deutlich verminderter Flüssigkeitsaufnahme, vermehrtem Verlust von Wasser und Elektrolyten bei Erbrechen, Durchfall, Fisteln, liegenden Sonden und ähnlichen Situationen. Vollelektrolytlösungen können bereits eingetretene Defizite an extracellulärer Flüssigkeit ersetzen. Die Dosierung ist abhängig von Alter, Gewicht und dem Allgemeinzustand des Patienten.

Auch die **Ringer-Lactat**-Lösung, die häufig angewendet wird, wenn extracelluläre Flüssigkeit z. B. bei Verbrennungen, Traumen oder nach großen Operationen verloren gegangen ist, ist vom Typ her eine Vollelektrolytlösung.

8.5. Bilanzierende Erhaltungslösungen (Basislösungen)

Die Einführung bilanzierender Erhaltungslösungen bedeutete einen großen Fortschritt für die Flüssigkeit- und Elektrolyttherapie, da nun eine einfache und unkomplizierte Methode gefunden war, um Wasser und Elektrolyte entsprechend dem jeweiligen Bedarf zuzuführen. 30–35 ml/kg KG (1500 ml/m^2 KO) einer bilanzierenden Erhaltungslösung entsprechend dem täglichen Normbedarf eines Erwachsenen an Wasser, Natrium und Kalium. Mit 50–60 ml/kg KG (2400 ml/m^2 KO) lassen sich mäßige, mit

70–75 ml/kg KG (3000 ml/m^2 KO) schwere Dehydratationszustände beheben.

Die typische Zusammensetzung einer Basislösung zeigt die Abb. 8.5. (**Sterofundin B, Tutofusin B, Elomel B, Jonosterin B**).

Verglichen mit isotoner Kochsalzlösung und Vollelektrolytlösungen ist hier die *Kalium*konzentration relativ hoch, daher muß vor Zufuhr einer solchen Lösung eine ausreichende Urinausscheidung gewährleistet sein.

Für die spezielle Situation des operativen Patienten wurden korrigierte Basislösungen entwickelt, die den prä- und postoperativen Wasser- und Elektrolytbedarf bei komplikationslosen Operationen decken (**Tutofusin OpS, Normofundin, Elomel OP, Jonosteril Na 100**).

Obwohl die bilanzierenden Lösungen den meisten Situationen (80 – 90%) gerecht werden, gibt es Flüssigkeits- bzw. Elektrolytstörungen, die mit ihnen nicht ausreichend oder sicher genug behandelt werden können. Dazu gehören Nierenversagen, Nebennierenrindeninsuffizienz, Hypoparathyreoidismus, Diabetes insipidus, schwere Mangelzustände, schwere Hypocalciämien, schwere Acidosen oder Alkalosen und schwere Verbrennungen. In diesen Fällen sind gezieltere Maßnahmen erforderlich.

8.6. Ersatzlösungen bei gastrointestinalen Flüssigkeits- und Elektrolytverlusten

Bei der Besprechung der Dosierungsrichtlinien bei laufenden abnormen Verlusten (s. S. 33) wurde bereits die Behandlung gastrointestinaler Flüssigkeits- und Elektrolytverluste durch Anwendung entsprechender Ersatzlösungen nach dem Prinzip Volumenzufuhr = Volumenverlust angeschnitten. Folgende typische Ersatzlösungen werden in solchen Fällen angewendet:

Ersatz von saurem Magensaft (**Elomel 5**): Na$^+$ 60 mval/l, K$^+$ 15 mval/l, L-Lysin$^+$ 37 mval/l, Glykokoll 8 mval/l, Cl$^-$ 120 mval/l.

Andere Lösungen verwenden als ansäuernden Bestandteil Ammoniumchlorid (NH$_4$Cl) (**Sterofundin H,** Lösung nach **Cooke c. Amm. chlorat.**).

Ersatz von alkalischem Dünndarmsekret (**Sterofundin K, Elomel 2**): Na$^+$ 140 mval/l, K$^+$ 15 mval/l, Ca^{++} 5 mval/l, Mg^{++} 2 mval/l, Cl$^-$ 117 mval/l, Lactat$^-$ 45 mval/l.

Vollelektrolytlösungen (s. S. 40) eigen sich im allgemeinen sehr gut als Ersatzlösung bei intestinalen Verlusten, sie sind jedoch relativ kaliumarm. Da diese Lösungen auf den Ersatz spezifischer Verluste zugeschnitten sind, dürfen sie nicht als allgemein bilanzierende Erhaltungslösungen verwendet werden.

8.7. Alkalisierende Lösungen zur Behandlung von Acidosen

Die am häufigsten zur Behandlung der metabolischen Acidose angewendete Lösung ist Natriumbikarbonat. Durch Natriumbicarbo-

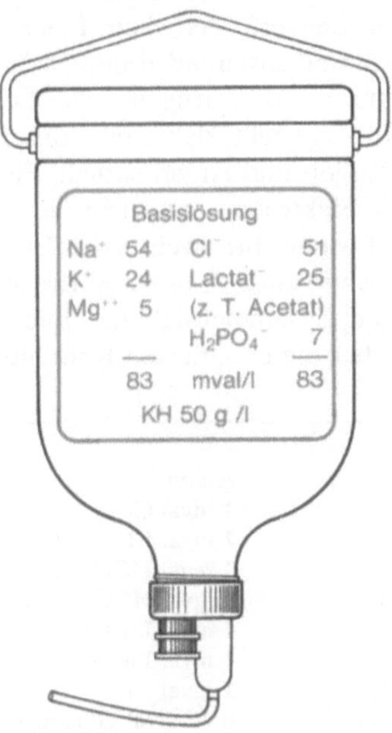

Abb. 8.5. Bilanzierende Erhaltungslösung (Basislösung). Indikation: Bereitstellung des Basisbedarfs an Wasser und Elektrolyten

nat lassen sich metabolische Acidosen rasch korrigieren. In der Regel wird eine 1/6 molare Lösung (1,4 % $NaHCO_3$) verwendet. Die 1-molare Lösung (8,4 % $NaHCO_3$) wird in schweren Fällen, in denen die Wasserzufuhr beschränkt ist und in Notfällen mit gleichzeitig bestehender Hyponatriämie und Hyperkaliämie verwendet. Da es mit diesen Lösungen leicht zur Überkorrektur kommen kann, ist besondere Vorsicht am Platze, um eine Alkalose zu vermeiden. In Fällen, in denen man mit Natriumbikarbonat nicht zum Ziel kommt, insbesondere bei Hypernatriämie, wird Tromethamine (THAM) verwendet. Die handelsübliche Lösung ist eine 0,3 molare Lösung (**Tutofusin Tris, Sterofundin Tris, Tris-steril**). Konzentratampullen sind 3-molar und enthalten 3 mval/ml. Metabolische Acidosen leichter bis mittelschwerer Verlaufsform können auch mit Natrium-Lactat-Lösung behandelt werden.

8.8. Ansäuernde Lösungen zur Behandlung von Alkalosen

Zur Behandlung schwerer Alkalosen infolge Verlustes saurer Valenzen über den Magendarmtrakt werden Lösungen mit Ammoniumchlorid (NH_4Cl) und L-Lysin-Hydrochlorid oder L-Arginin-Hydrochlorid angeboten. Der Wirkungsmechanismus beruht auf der Metabolisierung von NH_4^+ bzw. Lysin oder Arginin in der Leber unter Freisetzung von H^+-Ionen. Während der Infusion muß der Patient sorgfältig überwacht werden, da es bei Infusionen dieser Lösungen leicht zur

Acidose kommen kann. Am einfachsten und sichersten ist der Zusatz von L-Lysin oder L-Arginin-Hydrochlorid zur Infusionslösung, dosiert nach Maßgabe des Säure-Basen-Status unter Verwendung von Elektrolytkonzentraten. Ammoniumchlorid ist bei Patienten mit Nieren- oder Leberinsuffizienz kontraindiziert. Bei schweren Alkalosen kann auch verdünnte Salzsäure infundiert werden. Dazu dient folgende Mischung: 200 ml 1-molare HCl-Lösung + 400 ml 5 % Glucose.

8.9. Grundlösungen

Grundlösungen dienen als Trägerlösungen für Medikamente und Elektrolytzusätze sowie zum Offenhalten von Infusionswegen. Als Grundlösungen werden isotone Kohlehydratlösungen oder isotone Kochsalzlösungen verwendet (s. a. Abb. 8.1., 8.2.).

8.10. Elektrolytkonzentrate

Elektrolytkonzentrate stehen zur gezielten Substitution der erforderlichen Ionen einschließlich der alkalisierenden und ansäuernden Substanzen zur Verfügung. Die Lösungen sind so hergestellt, daß 1 ml Konzentrat je 1 mval Kation und Anion enthält. Für die einwertigen Elektrolyte entspricht dies einer 1-molaren Lösung, für zweiwertige Elektrolyte wie Calcium einer $\frac{1}{2}$-molaren Lösung.
Die folgende Zusammenstellung ergibt eine Übersicht über die erhältlichen Konzentrate

Konzentrat	Molarität (mol/l)	1 ml enthält Kation	Anion
Natrium-Chlorid	1	1 mval Na^+	1 mval Cl^-
Kalium-Chlorid	1	1 mval Ka^+	1 mval Cl^-
Natriumbikarbonat	1	1 mval Na^+	1 mval HCO_3^-
Kaliumbikarbonat	1	1 mval K^+	1 mval HCO_3^-
Natriumlactat	1	1 mval Na^+	1 mval Lactat$^-$
Kaliumlactat	1	1 mval K^+	1 mval Lactat$^-$
Calciumchlorid	0,5	1 mval Ca^{++}	1 mval Cl^-
[Calciumgluconat	0,23	0,45 mval Ca^{++}	0,45 mval Gluconat$^-$]
L-Lysin-Hydrochlorid	1	1 mval L-Lysin-H^+	1 mval Cl^-
L-Arginin-Hydrochlorid	1	1 mval L-Arginin-H^+	1 mval Cl^-
H Cl	1	1 mval H^+	1 mval Cl^-

8.11. Nährlösungen

Wenn die Ernährung eines Patienten auf oralem Wege nicht möglich ist, muß die Zufuhr von Calorien und Eiweiß durch parenterale Ernährung sichergestellt werden, ein Behandlungsgebiet, auf dem in den letzten Jahren enorme Fortschritte erzielt wurden. Zur parenteralen Ernährung stehen heute Lösungen mit Aminosäuren, Kohlenhydraten, Alkohol, Fetten und Vitaminen als Einzellösungen und als Kombinationslösungen zur Verfügung. Außerdem werden bilanzierende Elektrolytlösungen mit Zucker in unterschiedlicher Konzentration versetzt.

8.11.1. Kohlenhydrate

Um Calorien und Wasser ohne Elektrolyte zuzuführen, werden 5%ige oder 10%ige Kohlenhydratlösungen verwendet. Zur vollständigen intravenösen Ernährung werden auch konzentriertere Kohlenhydratlösungen (20 % – 40 %) verabreicht. Kohlenhydratlösungen mit Natriumchlorid und anderen Salzen liefern neben Wasser und Calorien Elektrolyte.

Glucose. Glucose ist ein in allen Geweben verwertbarer Calorienlieferant, für die Verwertung ist jedoch Insulin erforderlich. Da 1 g Glucosemonohydrat (die Form, in der Glucose in der Infusionslösung enthalten ist) 3,4 Calorien liefert, werden mit einem Liter einer 5%igen Lösung 170 Calorien, mit der 10%igen Lösung 340 Calorien zugeführt. Die Infusionsrate darf maximal 0,5 g/kg KG und Stunde betragen. Beim Erwachsenen kann 5%ige Lösung mit einer mittleren Infusionsgeschwindigkeit von 1 l/1½ h, 10%ige Glucoselösung mit einer mittleren Infusionsgeschwindigkeit von 1 l/3 h infundiert werden.
Bei zu hoher Dosierung steigt der Blutzuckerspiegel an und Glucose wird im Urin ausgeschieden (Glucosurie), wodurch einmal Calorien verloren gehen und zum anderen eine osmotische Diurese mit der Gefahr der Dehydratation erzeugt wird. Bei der Infusion hochprozentiger Glucoselösungen ist häufig die Zugabe von Insulin erforderlich. Lösungen über 10 – 15 % sind stark venenwandreizend und dürfen nur über einen zentralen Venenkatheter in eine große Vene infundiert werden.

Laevulose. Als Isomer der Glucose liefert Laevulose oder Fructose die gleiche Menge an Calorien. (Da in Infusionslösungen anstelle der hydrierten Laevulose das Laevulosenhydrid Verwendung findet, liegt die Calorienzahl/Liter bei Laevulose etwas höher.) Der Stoffwechselweg der Laevulose ist von Insulin weniger abhängig, da Laevulose zunächst insulinunabhängig (vorwiegend in der Leber) verstoffwechselt wird. Daher wird Laevulose im Streß besser verwertet als Glucose und bietet in Streß-Situationen (Fieber, Sepsis, Operationen, Traumen) und bei Diabetes mellitus gewisse Vorteile. Als maximale Infusionsrate werden 0,25 g/kg KG/h bei einer Tagesgesamtdosis von 1,5 bis maximal 3,0 g/kg KG angegeben.

Invertzucker. Invertzucker besteht aus einem äquimolaren Gemisch von Glucose und Laevulose und bietet in einigen Fällen zusätzliche Vorteile, da er teilweise über den Glucosestoffwechsel abgebaut wird und dadurch alle Kohlenhydratabbauwege einbezieht. Invertzuckerlösungen stehen als 10- oder 20%ige Lösungen mit oder ohne Elektrolyten zur Verfügung und liefern 374 bzw. 748 Calorien/Liter. Die maximale Infusionsgeschwindigkeit beträgt 0,25 – 0,50 g/kg KG/h.

Sorbit und Xylit. Sorbit wird in der Leber in Laevulose umgebaut, so daß auch hier die Verwertung insulinunabhängig beginnt. Ebenso wird Xylit primär insulinabhängig (vor allem in der Leber) verstoffwechselt, die Utilisation ist auch unter Streßbedingungen gut. Sorbit und Xylit werden gemeinsam mit Fructose als Zuckeraustauschstoffe bezeichnet. Die maximale Infusionsrate beträgt ebenso wie bei Laevulose 0,25 g/kg KG/h bis zu einer maximalen Tagesdosis von 1,5 g/kg KG.

Sorbit und Xylit werden auch als Einzellösungen hergestellt (5 – 10%ig) ihre Hauptbedeutung liegt jedoch in ihrem Zusatz als Calorienlieferant in Aminosäurelösungen und in ihrer Kombination mit Glucose und Laevulose in Kohlenhydratgemischen.

Kohlenhydrat-Kombinationen. Infusionslösungen mit Kohlenhydratgemischen aus Glucose, Laevulose und Xylit werden aus den genannten Gründen vor allem in der parenteralen Ernährung in Streßsituationen eingesetzt. In der Regel werden zur kompletten intravenösen Ernährung etwa 25%ige Lösungen verwendet. Bei Oligoanurie werden auch 40%ige bis 70%ige Lösungen eingesetzt, um die Wasserzufuhr so gering wie möglich zu halten. Die Lösungen stehen ohne und mit Elektrolyten zur Verfügung, wobei das Elektrolytmuster den Basislösungen (s. S. 40) entspricht. Eine typische hochcalorische Kohlenhydratkombinationslösung zeigt die Abb. 8.6. (**Sterofundin Cal, calorische Lösung GLX salvia**). Neuerdings werden häufig Mischlösungen mit einem Laevulose : Glucose : Xylit – Gehalt im Verhältnis 2 : 1 : 1 verwendet (**Combisteril FGX, Trifusin, calorische Lösung LGX salvia**).

8.11.2. Aminosäuren

Aminosäurelösungen werden heute bevorzugt aus kristallinen L-Aminosäuren hergestellt. Proteinhydrolysate werden praktisch nicht mehr verwendet. Aminosäurelösungen sind zur Aufrechterhaltung einer ausgeglichenen Stickstoffbilanz bzw. zur Beseitigung einer negativen Stickstoffbilanz indiziert, besonders bei gestörter Wundheilung, bei Infektionen, Verbrennungen, Mangelernährung sowie Obstruktionen und schweren Erkrankungen des Gastrointestinaltrakts. Diese Lösungen enthalten 5 – 10 % Aminosäuren, sie werden als reine Aminosäurelösungen oder mit Zusatz von Kohlenhydraten und/oder Alkohol hergestellt. 1 Liter einer 5%igen Lösung liefert ca. 170 Calorien. Um die Utilisation zu optimieren und Übelkeit und Erbrechen zu vermeiden, sollte die durchschnittliche Infusionsgeschwindigkeit von 1 l 5%iger Lösung/6 h nach Möglichkeit nicht unterschritten werden. Bei vollständiger intravenöser Ernährung kommen 10%ige Lösungen zur Anwendung.

Die Aminosäurengemische werden nach unterschiedlichen Gesichtspunkten zusammengestellt. *Bedarfsadaptierte* Aminosäurengemische enthalten die acht essentiellen Aminosäuren in einer Mindestmenge, wie sie von ROSE in Untersuchungen am Menschen ermittelt wurden, neben ausreichenden Mengen an nicht essentiellen Aminosäuren (**Aminofusin, Aminosteril, Aminomel**). *Utilisationsadaptierte* Aminosäurengemische sind so zusammengesetzt, daß die Plasmaspiegel der einzelnen Aminosäuren, die während der Infusion ansteigen, in normalem Verhältnis zueinander bleiben und nach Beendigung der Infusion die Normwerte wieder erreichen. Der Name rührt daher, daß man annimmt, daß die Aminosäureplasmaspiegel den Aminosäureverbrauch des Organismus wiederspiegeln (**Aminoplasmal**). Die dritte Möglichkeit ist die Zusammenstellung der Ami-

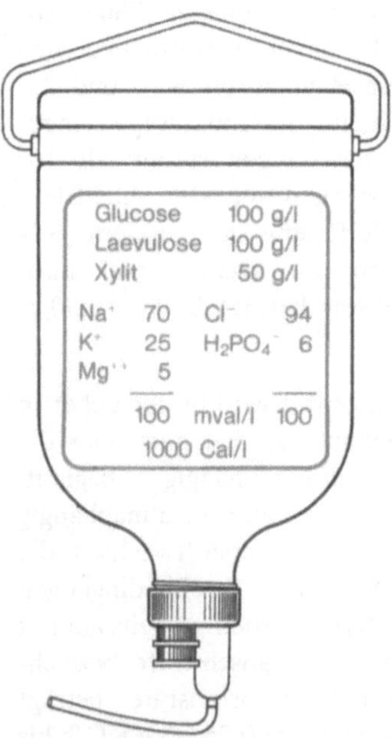

Abb. 8.6. Hochkalorische Kohlenhydratlösung mit Elektrolytzusatz

nosäuremuster nach dem sog. *Kartoffel-Ei-Muster*, d. h. entsprechend der Zusammensetzung der Aminosäuren im Kartoffel- und Eiprotein (**Aminosteril KE**).

8.11.3. Äthanol

Wie bereits erwähnt, gibt es Kohlenhydrat- und Aminosäurelösungen mit Zusatz von Äthylalkohol (2 bis 6%ig), um damit vermehrt Calorien zuzuführen. Äthylalkohol liefert 7 Cal/g. Außerdem kann die sedative und analgetische Wirkung des Alkohols bei Operationen und in der Geburtshilfe von gewisser Hilfe sein. Die mittlere Infusionsgeschwindigkeit einer 5%igen alkoholischen Lösung (**Analgofusin**) beträgt bei Erwachsenen 100 bis 200 ml/h (0,1 g/kg KG u. h). Die Tagesmaximaldosis ist 80 – 100 g. Alkohol ist bei manifestem Schock, drohendem Schock, Epilepsie und Lebererkrankungen kontraindiziert.

8.11.4. Fette

Fettemulsionen werden heute aus Sojabohnenöl hergestellt. Fettemulsionen gestatten eine hohe Calorienzufuhr in relativ kleinen Volumina, außerdem dienen sie der Zufuhr der essentiellen Fettsäuren. Nebenwirkungen sind bei den modernen Lösungen selten. Zu beachten ist die sog. „Kolloidreaktion" mit Kopfschmerzen, Übelkeit und Schüttelfrost. Gerinnungsstörungen und Spätreaktionen („Überladungssyndrom") werden bei den heute verwendeten Präparaten praktisch nicht mehr beobachtet.

8.11.5. Vitamine und Spurenelemente

Die wesentliche Bedeutung des Vitamin-B-Komplexes im Aminosäure-, Fett- und Kohlehydratstoffwechsel ist erwiesen. Außerdem sollen die Vitamine der B-Gruppe zusammen mit Vitamin C die Wundheilung und die Wiederherstellung nach hämorrhagischem Schock begünstigen. Zur Infusionstherapie werden den Infusionslösungen Vitamine als Konzentrate zugefügt oder sind bereits in den fertigen Infusionslösungen enthalten. Der Bedeutung der Spurenelemente bei der vollständigen intravenösen Ernährung ist in letzter Zeit zunehmend Interesse gewidmet worden, endgültige Aussagen können jedoch noch nicht gemacht werden.

8.12. Volumenersatzlösungen

Vollblut. Vollblut wird wegen der bekannten Risiken der Bluttransfusion zur Behandlung von Schock und akuten Blutverlusten nur dann gegeben, wenn die Erythrocyten als Sauerstoffträger unbedingt erforderlich sind. Dann ist Vollblut jeder anderen Lösung vorzuziehen, steht jedoch gelegentlich nicht zur Verfügung. Die Hauptrisiken einer Bluttransfusion sind Transfusionsreaktionen, Hyperkaliämie (bei zwei bis drei Wochen alten Blutkonserven) und Serumhepatitis.

Plasma. Hepatitisvirusfreies Plasma (z. B. gefriergetrocknetes Plasma) ist im übrigen der beste Volumenersatz, insbesondere für die Behandlung von Verbrennungen. Es ist weder eine Blutgruppenbestimmung noch eine Kreuzprobe erforderlich. Entsprechendes gilt für Humanalbumin-Lösungen und ähnliche Plasmafraktionen (z. B. **PPL** = Plasmaproteinlösung), die bei der Behandlung des Schocks, der Hypoproteinämie und bei Ödemen aufgrund eines Albuminmangels Verwendung finden.

Dextrane. Da Plasma und Plasmafraktionen teuer und nur begrenzt verfügbar sind, kann auf Volumenersatzlösungen mit körperfremden Kolloiden nicht verzichtet werden. Die am häufigsten verwendete synthetische Plasmaersatzlösung ist Dextran 60 (oder Dextran 75), das als 6%ige Lösung in physiologischer Kochsalzlösung oder Glucoselösung auf dem Markt ist (**Macrodex, Dextran 75 salvia, Longasteril 75**). Dextran ist ein Polymer der Glucose, das in diesen Lösungen in einem mittleren Molekulargewicht von 60.000 – 75.000 vorliegt. Dextran hat den Vorteil der niedrigen Herstellungskosten, der Stabilität in Lösung und der einfachen Lagerhaltung (keine Kühlung erforderlich). Die Lösungen haben den gleichen kolloid-osmotischen Druck wie Plasma, sie sind isoonkotisch. Die Verweildauer im Intravasalraum (und damit die Volumenwirkung) beträgt 6 bis 8 h. Beim Erwachsenen sind zur Schockbekämpfung zwischen 500 und 1.500 ml notwendig, bei Kindern können 250 ml ausreichen. Die Infusionsgeschwindigkeit liegt zwischen 20 – 40 ml/min, die Maximaldosis pro Tag beträgt 1,5 g/kg KG.

Dextran 40, ein niedermolekulares Dextran mit einem mittleren Molekulargewicht von 40.000, wird als 10%ige Lösung prophylaktisch zur Hemmung der intravasalen Aggregation von Erythrocyten, dem sog. Sludge-Phänomen, angewendet (**Rheomacdrodex,** **Dextran 40 salvia, Longasteril 40, Plasmafusin 10 %**). Es scheint die Suspensionsstabilität des Bluts zu steigern, führt zur Auflösung bereits entstandener Erythrocytenaggregate und vermindert durch Erhöhung des capillären Blutflusses die Blutstase im betroffenen Gebiet. Niedermolekulare Dextrane haben einen höheren kolloid-osmotischen Druck als Plasma, sie sind hyperonkotisch. Dadurch entfalten sie eine echte Plasmaexpanderwirkung (Ausdehnung des Plasmakompartiments).

Weitere körperfremde kolloidale Volumenersatzmittel sind Gelatinelösungen (**Haemaccel**) und Hydroxyäthylstärkelösung (**Plasmasteril, Expafusin**). Alle kolloidalen Volumenersatzmittel können schwere Allergien auslösen. Bei Allergikern muß daher mit besonderer Vorsicht gearbeitet werden. Übelkeit, Erbrechen, Zittern und Blutdruckabfall sind unbedingt zu beachtende Warnzeichen.

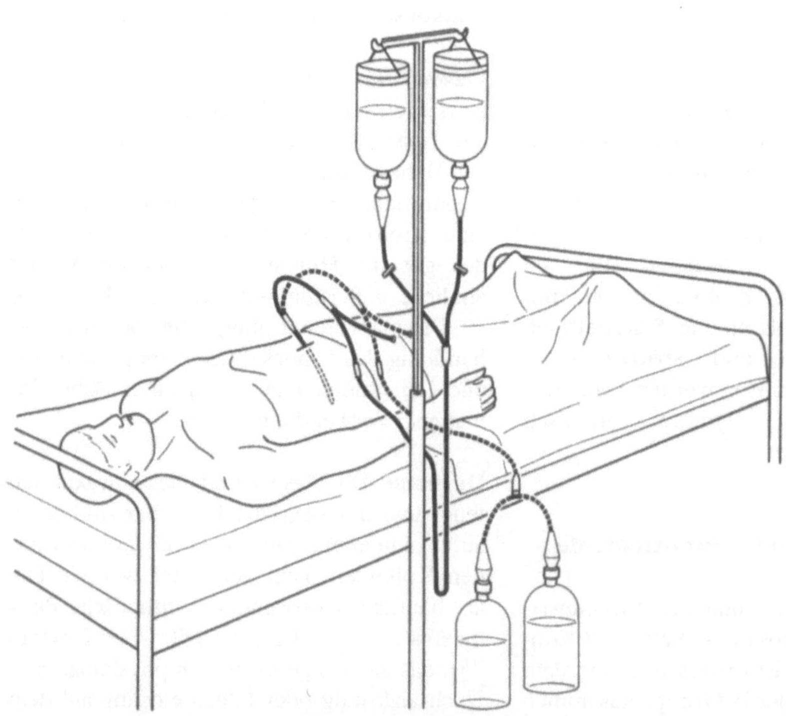

Abb. 8.7. Prinzip der Peritonealdialyse. Die Dialyselösung wird in die Bauchhöhle infundiert und von dort durch den gleichen Katheter wieder abgeleitet. (Aus *Parenteral Solutions Handbook,* mit Genehmigung der Cutter Laboratories, Berkeley, Californien)

8.13. Lösungen zur Peritonealdialyse

Bei der Peritonealdialyse ist das Peritoneum die Dialysemembran. Lösungen gewünschter Konzentration und Zusammensetzung werden über ein geschlossenes System unter sterilen Cautelen in die Bauchhöhle infundiert. Diffusionsfähige Schlackenstoffe, Elektrolyte oder Gifte gelangen aus dem Blutstrom durch das Peritoneum in die Lösung. Die „aufgeladene" Lösung wird entfernt und durch neue Lösung ersetzt (Abb. 8.7.). Aus dieser Wirkungsweise läßt sich die optimale Zusammensetzung solcher Lösungen ableiten. Sie gleicht der extracellulären Flüssigkeit, es fehlt jedoch Kalium, während Glucose zugesetzt wird. Dadurch können Kalium und andere Stoffwechselprodukte in die Lösung diffundieren, bis auf beiden Seiten des Peritoneums ein Konzentrationsgleichgewicht hergestellt ist. Die Osmolarität der Lösung wird durch ihre Zuckerkonzentration bestimmt. Sie muß ausreichend hoch eingestellt sein, damit die Absorption der Dialysierlösung ins Blut verhindert wird. Die dazu erforderliche Osmolarität beträgt etwa 370 mosm/l. Die erforderliche Zuckerkonzentration richtet sich nach dem Grad der Überwässerung des Patienten. Je höher die Konzentration, je höher also der osmotische Druck der Dialysierlösung, desto mehr Wasser tritt aus dem Blut in das Dialysat über und desto mehr Wasser wird dem Patienten entzogen. Hochosmolare Dialysierlösungen haben eine Osmolarität von ca. 670 mosm/l.

In Deutschland sind als gebrauchsfertige Lösungen zur Peritonealdialyse **Peritosteril** und **Peritofundin** in unterschiedlichen Zusammensetzungen, mit und ohne Kalium im Handel.

9. Praktische Anwendung

Was in vorangehenden Kapiteln beschrieben wurde, wird hier in die Praxis umgesetzt, um dem Lernenden einen Überblick über die Anwendung der Flüssigkeits- und Elektrolyttherapie am Krankenbett zu geben. Hierbei sollte man immer bedenken, daß verschiedene Ärzte, selbst bei gleichem Wissensstand, zur Lösung der gestellten Probleme unterschiedliche Ansätze wählen können. In diesem Kapitel werden im wahrsten Sinne des Wortes „Exempel", d. h. ausgesuchte Fälle, vorgestellt.

9.1. Der chirurgische Patient

Beim chirurgischen Patienten kann die praktische Anwendung der Flüssigkeits- und Elektrolyttherapie ausgezeichnet demonstriert werden. Erstes Beispiel sei ein erwachsener Mann mit Passagebehinderung im Bereich des Pylorus. Er wird im Status einer mäßiggradigen Dehydratation infolge von Erbrechen aufgenommen. Während der folgenden 24 h verliert er einen Liter Flüssigkeit über eine liegende Magensonde. Bei der Behandlung dieses Patienten muß neben dem Ersatz bereits eingetretener und laufender Verluste der tägliche Erhaltungsbedarf an Wasser, Elektrolyten und Calorien berücksichtigt werden. Nimmt man eine Körperlänge von 170 cm und ein Körpergewicht von 70 kg an, so sind folgende Schritte zum Flüssigkeits- und Elektrolytausgleich für die ersten 24 h erforderlich:

1. Nach dem Nomogramm (s. S. 61) hat der Patient eine Körperoberfläche von 1,75 m² und benötigt deshalb — bei Annahme einer mäßigen Dehydratation — 1,75 × 2400 ml oder 4200 ml Flüssig-

keit, um den eingetretenen Verlust und den Tagesbedarf zu decken. (Bei mäßiger Dehydratation sind 2400 ml/m² KO/24 h erforderlich).
2. Man beginnt die Infusionstherapie mit einer „Starterlösung" (Rehydratationslösung). Ist eine ausreichende Nierenfunktion gesichert, geht man auf eine *bilanzierende* Erhaltungslösung über.
3. Das Volumen der bilanzierenden Erhaltungslösung entspricht der in Punkt 1 errechneten Menge abzüglich des Volumens der bereits zugeführten Starterlösung. Wurden beispielsweise 400 ml Starterlösung zugeführt, beträgt die Menge der bilanzierenden Erhaltungslösung 3800 ml.
4. Die über den liegenden Magenschlauch abfließende Flüssigkeitsmenge muß sorgfältig gemessen werden; sie beträgt in unserem Fall 1 l. Dieser Volumenverlust wird durch Zufuhr von 1000 ml Ersatzlösung ausgeglichen.
5. Der Calorienbedarf des Patienten kann während der ersten 24 h ohne Schwierigkeiten durch Verwendung zuckerhaltiger Infusionslösungen gedeckt werden. Wenn die angegebene Infusionsmenge in Form einer 10%igen Invertzuckerlösung gegeben wird, werden dem Patienten (unter Anrechnung des Zuckers in der Starterlösung) ca. 2000 Calorien zugeführt; ein ausreichendes Calorienangebot.

9.2. Hitzeerschöpfung

Der Verlust von Natriumchlorid und Wasser infolge übermäßigen Schwitzens führt bei nicht aklimatisierten Personen zu einer ernsten und gelegentlich tödlich ausgehenden

Stoffwechselstörung, der Hitzeerschöpfung. Zu den Hauptsymptomen gehören Verwirrtheit, Kopfschmerzen, drohende Ohnmacht, Schwindel, Koordinationsstörungen, Müdigkeit und Schwäche. Häufig treten Krämpfe der Bein- oder Bauchmuskulatur auf. Die Temperatur kann erniedrigt oder erhöht sein; der Puls ist beschleunigt; der Blutdruck kann, vor allem in aufrechter Haltung, abfallen. Charakteristischerweise ist die Haut gewöhnlich kühl und es zeigt sich profuses Schwitzen, — ganz im Gegensatz zum klinischen Bild des „Hitzschlags".

Wenn der Patient, um seinen Durst zu stillen, Wasser getrunken hat, besteht lediglich noch Kochsalzmangel, das sog. „Salzmangelsyndrom". Hat er nichts zu trinken bekommen, besteht neben dem Salzmangel auch ein Wassermangel. In leichteren Fällen bestehen die therapeutischen Maßnahmen in Bettruhe bei angenehmer Umgebungstemperatur und oraler Zufuhr leicht gesalzener Getränke. In schweren Fällen mit Kreislaufkollaps ist eine parenterale Therapie in der Regel erforderlich: Es wird hypertone (3 oder 5%ige) Salzlösung zugeführt, um das Salzdefizit zu korrigieren. Bei einem gleichzeitig bestehenden Wasserdefizit wird isotone Kochsalzlösung zum Ersatz von Wasser und Salz infundiert. Die Menge der zuzuführenden isotonen Lösung bestimmt man wie folgt:

1. Der Natriumwert des Patientenserums wird vom Normalwert (142 mval/l) subtrahiert.
2. Das extracelluläre Flüssigkeitsvolumen[9] (in Litern) schätzt man, indem man bei Erwachsenen von 15 %, bei Kindern von 25 %, des Körpergewichts ausgeht.
3. Die aus Punkt 1 und 2 erhaltenen Werte werden multipliziert, um das *Gesamt*natriumdefizit zu erhalten.
4. Das Ergebnis aus Punkt 3 wird mit 1000 multipliziert und durch 154 (normale, physiologische Kochsalzlösung hat eine Konzentration von 154 mval/l Natrium) dividiert, um die zum Ausgleich erforder-

---

[9] Dieser Prozentsatz gilt allein für diesen speziellen Fall.

liche Menge physiologischer Kochsalzlösung in ml zu erhalten:

$$\frac{\text{Gesamtnatriumdefizit} \times 1000}{154}$$
$$= \text{ml physiologische Kochsalzlösung}$$

Beispiel: Die zum Ausgleich eines Defizits erforderliche Menge physiologischer Kochsalzlösung errechnet sich für einen 70 kg schweren Mann mit einem Natrium i. S. von 122 mval/l wie folgt:

1. $142 - 122 = 20$ mval/l (Defizit/l)
2. $0{,}15 \times 70 = 10{,}5$ l (Volumen des Extracellularraums)
3. $20 \times 10{,}5 = 210$ mval (Gesamtdefizit)
4. $\dfrac{210 \times 1000}{154} = 1300$ ml (abgerundet) isotone Na Cl-Lösung.

9.3. Verbrennungen

Eine schwere Verbrennung ist auch heute noch ein großes medizinisches Problem. Obwohl man dazu neigt, sein ganzes Augenmerk auf die verletzten Hautpartien zu richten, sollte nicht vergessen werden, daß der Patient vor allem durch Hypotension, Dehydratation, Elektrolytstörung und Nierenversagen bedroht ist. Mit dem Auftreten eines Schocks muß stets gerechnet werden, seine Behandlung ist gegenüber der Lokalbehandlung vorrangig. Der im Bereich verbrannter Körperstellen über die Wundfläche eintretende Flüssigkeitsverlust ist, verglichen mit der Flüssigkeit, die sich in und um die verbrannten Gebiete ansammelt, gering. Durch zerstörte Capillaren gelangt im Bereich der Verbrennung Flüssigkeit aus dem Plasmaraum ins Interstitium.

Als Folge des Flüssigkeitsverlusts aus dem Plasmaraum kommt es zum Blutdruckabfall (als Folge der Verminderung des Blutvolumens) und zur Hämokonzentration. Der Blutdruckabfall ist ein Hautsymptom des Schocks und führt zur Abnahme der Urinausscheidung, die Hämokonzentration führt zur allgemeinen Dehydratation, da auch nicht betroffenen Geweben interstitielle Flüssigkeit entzogen wird. Dies tritt ein, weil

„konzentriertes Blut" einen größeren osmotisch-onkotischen Druck hat. Anders ausgedrückt: In den ödematösen Bezirken wird Flüssigkeit auf Kosten des Gesamtorganismus festgehalten. Da die Ausprägung des Ödems und des tatsächlichen Flüssigkeitsverlusts von der Ausdehnung und Tiefe der Verbrennung abhängig ist, kann man unschwer verstehen, warum eine Verbrennung von über 50 % der Körperoberfläche meist eine schlechte Prognose hat.

Während der ersten 8 h nach Verbrennung nimmt der Flüssigkeitsverlust in die geschädigten Gewebe schnell zu. Im weiteren Verlauf geht der Flüssigkeitsverlust beträchtlich zurück, obwohl in die betroffenen Gebiete noch bis zum zweiten Tag Flüssigkeit eingeschwemmt wird. Während der Heilungsphase wird das in Ödemen abgelagerte Wasser in die Blutbahn *rückresorbiert*. Das führt zusammen mit den therapeutisch zugeführten Flüssigkeitsmengen etwa um den 3. bis 5. Tag zu einer enormen Urinausscheidung. Bei Einsetzen dieser Diurese sollten bis zur Ausschwemmung der Ödeme keine weiteren Flüssigkeitsmengen zugeführt werden.

Therapeutisches Ziel der ersten 48 h ist bei Verbrennungen von mehr als 15 % der Körperoberfläche, den Verbrennungsschock durch Zufuhr ausreichender Infusionsmengen zu verhindern, *ohne* den Kreislauf zu *überlasten*. Genaue und häufige Gewichtskontrollen sind deshalb während dieser Zeit außerordentlich wichtig. Die Berechnung des

1. Prozentsatz der Verbrennungsoberfläche:
2. Kolloidale Lösungen:
3. Elektrolytlösungen:
4. 5%ige Glucoselösung:
5. Erste 24 h:
6. Zweite 24 h:

Flüssigkeitsbedarf richtet sich *während der ersten 48 h* nach dem Körpergewicht und der Flächenausdehnung der Verbrennung (Abb. 9.1.). Während der *ersten 24 h* erhält der Patient folgende Infusionen:

1. „Kolloidale " Lösungen: 1 ml/kg/1% Verbrennungsoberfläche
2. Elektrolytlösungen: 1 ml/kg/1% Verbrennungsoberfläche
3. Wasser: 2 Liter 5%ige Glucose

Unter kolloidalen Lösungen sind Plasma, Albumin oder Dextran zu verstehen; die am häufigsten verwandten Elektrolytlösungen sind Vollelektrolytlösungen oder physiologische Kochsalzlösung. Bei Verbrennungen von mehr als 50% der Körperoberfläche sollte die für eine 50%ige Verbrennung errechnete Menge nicht überschritten werden. Die erste Hälfte des errechneten Gesamtvolumens wird innerhalb der ersten 8 h, je ein Viertel in der zweiten und dritten 8 h-Periode infundiert. Während der *zweiten 24 h* wird die Menge der kolloidalen und der Elektrolytlösungen gegenüber dem Vortag auf die Hälfte reduziert; die Wassermenge bleibt gleich. Fehlen Schockzeichen und ist mit Erbrechen nicht zu rechnen, können Elektrolyt- und Glucoselösungen oral zugeführt werden.

Beispiel Folgende Berechnungen müssen vor Behandlung eines 60 kg schweren Patienten mit Verbrennungen im Bereich des Kopfs, Nackens und der Rumpfvorderseite vorgenommen werden:

$$9 + 18 = 27\,\%$$
$$1\ \text{ml} \times 60 \times 27 = 1620\ \text{ml}$$
$$1\ \text{ml} \times 60 \times 27 = 1620\ \text{ml}$$
$$= 2000\ \text{ml}$$
$$(\text{Gesamtvolumen}) = 5240\ \text{ml}$$
$$810\ \text{ml (Kolloidale Lösungen)}$$
$$810\ \text{ml (Elektrolytlösungen)}$$
$$2000\ \text{ml (Glucoselösung)}$$
$$3620\ \text{ml (Gesamtvolumen)}$$

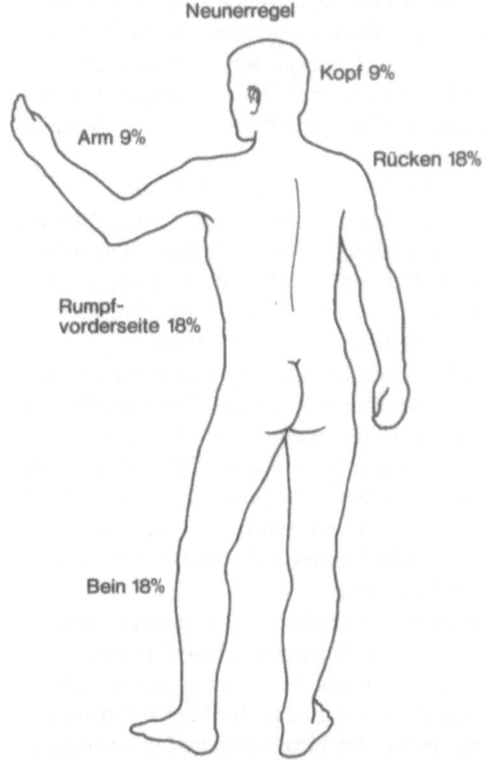

Abb. 9.1. Überschlagsweise Bestimmung der verbrannten Körperoberfläche nach der „Neunerregel" (gilt für Patienten ab zehntem Lebensjahr)

9.4. Schock

Der Schock gehört zu den eindrucksvollsten medizinischen Notfällen; nicht zuletzt deshalb, weil die bedrohlichen Symptome (niedriger Blutdruck, Blässe, kaltschweißige Haut, schwacher Puls, flache Atmung, Unruhe und oft Bewußtlosigkeit) auch einen erfahrenen Arzt schrecken können. Interessant, aber verwirrend ist weiterhin die Tatsache, daß der Schock keineswegs immer den gleichen pathogenetischen Mechanismen folgt, sondern verschiedenste Ursachen haben kann. Stumpfe Traumen, Verbrennungen, größere Blutverluste, ein Herzinfarkt, ein schwerer Angst- oder Schmerzzustand, ja selbst ein Bienenstich können zu Schock und Tod führen.

Aus dem oben geschilderten klinischen Bild wird offenkundig, daß der Schock mit einer Störung der Kreislauffunktion einhergeht. So lassen sich die meisten Schockformen, wenigstens teilweise, durch die gestörte Kreislaufdynamik erklären. Schwerer Blutverlust oder Verbrennungen führen zu einer Verminderung des zirkulierenden Blutvolumens (hypovolämischer Schock), vermindertem venösen Rückstrom und damit zu vermindertem Herzminutenvolumen. Auch eine schwere Herzattacke führt durch Schädigung der Pumpfunktion zu einem plötzlichen Abfall des Herzminutenvolumens (kardiogener Schock). Bei leichten Schockformen ist der Körper durchaus in der Lage, durch kompensatorische Vasoconstriction der Arteriolen und der Venen, trotz des Blutverlustes einen normalen venösen Rückstrom zum Herzen und damit ein normales Herzminutenvolumen aufrechtzuerhalten. Wenn mehr als ein Viertel des Blutvolumens verloren geht, ist eine Kompensation nicht mehr möglich, und das Herzminutenvolumen beginnt abzufallen.

Um einen Schock erfolgreich zu behandeln, sind schnelles Handeln und Wahl der richtigen Maßnahmen entscheidend. Um ein Volumendefizit zu korrigieren, werden Vollblut, Plasma oder Plasmaersatzlösungen (z. B. Dextran) verwendet. Ist die Infusion dieser Substanzen nicht möglich, kann notfalls auf isotone Elektrolytlösungen oder 5%ige Glucoselösung zurückgegriffen werden. Die Gabe von Digitalis ist bei Vorliegen einer Herzinsuffizienz indiziert. Vasoconstrictoren (**Arterenol, Effortil, Novadral**) können im Notfall erforderlich werden, sollten jedoch erst *nach* der Volumensubstitution angewendet werden.

Die Volumensubstitution erfolgt durch Infusion von Vollblut, Plasma oder Dextranen mit dem Ziel, primär das intravasale Blutvolumen zu normalisieren. Wenn Wasser- und Elektrolytverlust bestehen, so werden in der zweiten Phase der Schocktherapie entsprechende Elektrolytlösungen zugeführt mit dem Ziel, auch das extravasale Flüssigkeitsvolumen wieder aufzufüllen.

9.5. Coma diabeticum

Wenn der Körper aus irgendeinem Grund nicht genug Insulin produziert, kommt es zum Coma diabeticum – einer Stoffwechselstörung, die durch Dehydratation, Hyponatriämie, Blutdruckabfall, Einschränkung der Nierenfunktion und Störung des Säure-Basen-Haushaltes gekennzeichnet ist.

Kurz zusammengefaßt geschieht folgendes: Die Glucosekonzentration im Blut steigt an (Hyperglykämie) bis es schließlich zum Übertritt von Glucose in den Urin kommt, wobei infolge der osmotischen Diurese gleichzeitig Wasser, Natrium und Kalium verlorengehen. Gleichzeitig beginnen die Gewebe, die aufgrund des Insulinmangels Glucose nicht verstoffwechseln können, Fett in solchen Mengen abzubauen, daß sich saure Metaboliten (Ketonkörper) im Blut anreichern und die Bicarbonatreserven erschöpfen. Die Niere, die normalerweise saure Valenzen als Ammoniumsalze ausscheidet um Natrium einzusparen, ist überfordert; es kommt zum Natriumverlust, wodurch die infolge der glucosurischen Diurese bestehende Hyponatriämie noch verstärkt wird. Der Wasserverlust führt zu einer Minderung des zirkulierenden Blutvolumens (Hypovolämie) mit Blutdruckabfall, wodurch wiederum die Nierenfunktion beeinträchtigt wird. Dies verstärkt nicht nur die Acidose, da keine sauren Valenzen mehr ausgeschieden werden können, sondern führt darüber hinaus zu einer paradoxen, jedoch nichtsdestoweniger gefährlichen Hyperkaliämie. Die Hyperkaliämie ist paradox, weil sie trotz eines allgemeinen Kaliummangels besteht. Ihre Ursache ist eine sog. Verteilungsstörung; Kalium geht aus der Zelle in den Extracellularraum verloren. Schließlich wird der Wasser- und Elektrolytverlust durch verminderte orale Zufuhr und infolge eines durch die Ketose ausgelösten Erbrechens noch verstärkt.

Basismaßnahmen in der Therapie beim Coma diabeticum sind Insulinsubstitution und Alkalizufuhr, um den auslösenden Faktor Insulinmangel und die metabolische Acidose zu beheben, sowie Zufuhr hydrierender Lösungen und Elektrolytgemische zum Ausgleich des Wasser- und Elektrolytdefizits. Da die meisten Kliniker am Krankenbett entsprechend eigener Erfahrung vorgehen, kann folgendes Therapieschema nur ein Beispiel sein:

1. Alt-Insulin: 5–8 E/h im Perfusor
2. Rehydratationslösung: Hypotone (0,65%ig) NaCl-Lösung, eventuell plus Natriumbicarbonat bei stärkerer Acidose, 5%ige Glucose erst nach Abfall des Blutzuckers auf Werte um 250 mg/100 ml.
3. Bilanzierende Elektrolytersatzlösung (während der noch verbleibenden Stunden der ersten 24 h) bis zum Erreichen des errechneten Gesamtvolumens (2400 ml/m^2 KO bei mäßiger Dehydratation und 3000 ml/m^2 KO bei schwerer Dehydratation) abzüglich bereits nach Punkt 2 infundierter Volumina.
4. Kalium: Zusätzlich Kaliumzufuhr entsprechend den Blutwerten. Dabei ist zu beachten, daß nach Beseitigung der metabolischen Azidose der Kalium-Serumspiegel als Folge des bestehenden Kaliummangels rasch absinken kann. Ohne ausreichende Kaliumsubstitution können in dieser Phase der Infusionstherapie bedrohliche Hypokaliaemien auftreten.

9.6. Ödeme

9.6.1. Pathogenese

Unter Ödemen versteht man die Ablagerung abnorm großer Flüssigkeitsmengen im Interstitium. Ödeme verändern Gesichts- und Körperform, sind hin und wieder schmerzhaft und nicht selten lebensbedrohend. Gutes Verständnis der zugrundeliegenden Ursachen ist Vorbedingung für eine erfolgreiche Pflege und Behandlung. Die Ursachen der Ödementstehung sind zahlreich. Kaum ein Krankheitszustand weist eine größere Zahl ätiologischer Möglichkeiten auf. Theoretisch kann jede Störung, die zur Bildung von interstitieller Flüssigkeit führt oder ihren Abfluß behindert, dafür verantwortlich gemacht werden.

Flüssigkeit tritt durch die Capillarwand in den Intercellularraum (Interstitium) ein und wird durch die Capillarwand wieder aus dem Interstitium entfernt. Ein Teil der Gewebsflüssigkeit fließt auch über die Lymphbahnen ab. Die Faktoren, die die Richtung des Flüssigkeitsstroms durch die Capillarwand bestimmen, wurden bereits dargelegt. (s. S. 4) Kurz zusammengefaßt ist auf der arteriellen Seite der Capillare der hydrostatische Druck (d. h. Blutdruck) physiologischerweise größer als der (kolloid-osmotische (onkotische) Druck der Serumproteine; folglich wird Flüssigkeit durch die Capillarwand ins Interstitium abgepreßt. Auf der venösen Seite der Capillare liegt der hydrostatische Druck *unter* dem (kolloid-osmotischen Druck, weshalb Gewebsflüssigkeit in die Capillare zurückströmt.

9.6.2. Ursachen

Ein besonders leicht verständlicher Faktor der Ödementstehung ist eine erhöhte Durchlässigkeit geschädigter *Capillarwände,* wodurch Flüssigkeit *und* Proteine ungehindert in den Intercellularraum gelangen. Dies ist eine besonders unangenehme Form des Ödems, da der Verlust von Proteinen nicht nur den onkotischen Druck des Bluts, mit dem Flüssigkeit im Blutkreislauf gehalten wird, reduziert, sondern damit auch den onkotischen Druck im Intercellularraum erhöht, wodurch vermehrt Flüssigkeit aus der Blutbahn abgezogen wird. Diese Capillarschäden treten bei Entzündungen, Verbrennungen und Allergien auf. Obwohl sich das Ödem in diesem Fall meist auf das betroffene Gebiet beschränkt, kann dieser Mechanismus bei einer generalisierten Urticaria oder einem ausgeprägten Sonnenbrand weitreichende Folgen haben.

Wenn andererseits aus irgendeinem Grund der *hydrostatische Druck am venösen Ende des Capillargebiets* erhöht ist, kommt es ebenfalls zu Ödemen, da der Rückfluß von Gewebsflüssigkeit in die Blutbahn behindert ist. Eine Erhöhung des venösen, hydrostatischen Drucks kann viele Ursachen haben. Bereits im *Stehen* steigt der venöse Druck in den unteren Extremitäten über den onkotischen Druck des Blutes an; die Zunahme des Gewebswassers läßt sich an einer Schwellung der Beine leicht ablesen.

Glücklicherweise wird dies durch Bewegung verhindert, da durch Kontraktionen der Beinmuskulatur die Venen „ausgemolken" und dadurch venöse Stauung und erhöhter Venendruck vermieden werden.

Bei einer Varikosis der Beine kommt es, auch wenn sich der Patient bewegt, zum Ödem, da die Muskelmassage angesichts der schadhaften Venenklappen ohne Wirkung bleibt. Bei Abflußbehinderungen in größeren Venen (z. B. Phlebothrombose) sowie bei ausgeprägter Fettsucht ist die Muskelmassage ebenfalls praktisch unwirksam. Bei Adipösen wird durch zwischen Muskeln und Venen liegendes Fett die Muskelmassage bis zur Unwirksamkeit gedämpft.

Ödeme bei Herzinsuffizienz sind besonders ernst zu nehmen. Obwohl über den genauen Entstehungsmechanismus beträchtliche Meinungsverschiedenheiten bestehen, ist ein erhöhter Venendruck zweifelsohne Bestandteil des Krankheitsbildes. Beim Lungenödem infolge Herzinsuffizienz stellt der erhöhte Venendruck den Hauptfaktor in der Pathogenese dar. Bei diesem Krankheitsbild besteht ein Versagen des linken Herzens. Das heißt, daß das Blut, das vom rechten Herzen in normaler Menge in die Lungen gepumpt wird, infolge eines Versagens des linken Ventrikels nicht ausreichend aus der Lunge abfließen kann. Infolgedessen kommt es zum Blutstau vor dem linken Herzen, einem erhöhten venösen Druck und dem lebensbedrohlichen Lungenödem.

Durch *Abfall der Plasma-Proteinkonzentration* fällt der kolloidosmotische Druck in der Capillare bis zu einem Punkt ab, an dem die Bildung von Gewebsflüssigkeit ihre Rückresorption in die Blutbahn überschreitet. Es kommt zum Ödem, sobald der Plasmaproteinspiegel unter 5 g% abfällt. Ursachen der Hypoproteinämie sind vielfältiger Natur. Zu den häufigsten Ursachen gehören das nephrotische Syndrom, die Amyloidnephrose, Lebererkrankungen und Unterernährung.

Auch bei *Verlegung der Lymphbahnen* kann es durch Abflußbehinderung der Lymphe zum Ödem kommen. Das klassische Bild hierfür ist die Elephantiasis, bei der sich Filarien in die Lymphbahnen einbohren und ihren fast vollständigen Verschluß verursachen. Häufig tritt eine Obstruktion der Lymphbahnen als Folge von Verletzungen, Bestrahlungen im Bereich der Lymphbahnen und Adipositas auf.

Wenn es einmal zum Ödem gekommen ist, verselbständigt sich das Krankheitsbild unter dem Einfluß von Aldosteron und antidiuretischem Hormon (ADH) (s. S. 9)

Kurz zusammengefaßt spielt sich folgendes ab: Durch Flüssigkeitsverlust in das Interstitium vermindert sich das zirkulierende Blutvolumen, wodurch die Abgabe von Aldosteron und ADH stimuliert wird. Aldosteron führt zur vermehrten Rückresorption von Natrium im Nierentubulus und ADH führt zu einer vermehrten Wasserrückresorption. Dieser an sich physiologische Mechanismus steigert die Ödembildung, da Natrium und Wasser sofort wieder in das Interstitium verlorengehen. Die Hypovolämie als Folge des Verlustes von Flüssigkeit aus der Blutbahn verursacht zusätzlich eine verminderte Nierendurchblutung und damit eine Abnahme des Filtratvolumens. Auch dies bedeutet Retention von Kochsalz, wodurch der Zustand sich noch weiter verschlimmert.

9.6.3. Behandlung

Um die im Interstitium abgelagerte Flüssigkeit schnell auszuschwemmen, werden Diuretica gegeben, nicht selten mit lebensrettendem Erfolg (z. B. kardiales Lungenödem). Gleichzeitig bewirken diese sog. „Saluretica", die einen ausgeprägten Effekt auf die Natriumchloridausscheidung haben, einen Blutdruckabfall, insbesondere wenn sie in Kombination mit anderen Hochdruckmitteln verabreicht werden. Zu beachten ist, daß einige dieser Diuretica zu einer deutlich vermehrten Kaliumausscheidung führen, weshalb in diesen Fällen immer an die Möglichkeit einer Hypokaliämie gedacht werden muß.

Für die notfallmäßige Ödembehandlung sind rasch wirksame Diuretica wie Furosemid (**Lasix**) oder Etacrynsäure (**Hydromedin**) das Mittel der Wahl. Wenn das Ödem durch i. v. Anwendung von Diuretica einmal unter Kontrolle ist, ist man bestrebt, auf orale Saluretica als Erhaltungstherapie überzuwechseln, besonders wenn es sich um ein chronisches Leiden handelt.

Beim Ödem infolge Nierenversagens sind Diuretica in der Regel wertlos. Hier kann eine Peritonealdialyse mit einer hypertonen Dialysierflüssigkeit oder eine Hämodialyse lebensrettend sein.

9.7. Wasserintoxikation

Als „Wasserintoxikation" bezeichnet man Zustände, bei denen es zu einer Wasseransammlung *innerhalb* der Zelle kommt; im Gegensatz dazu handelt es sich beim Ödem um eine *extracelluläre* Flüssigkeitsansammlung. Werden dem Körper größere Wassermengen zugeführt als durch die Nieren und die obligaten Flüssigkeitsverluste ausgeschieden werden können, so schwillt das Volumen des extracellulären Kompartiments an und es kommt zum Abfall des osmotischen Druckes. Es resultiert ein Wassereinstrom in den Intracellularraum. Pathophysiologisch entspricht dies dem Mechanismus des Salzverlust-Syndroms, sodaß viele Zeichen und Symptome bei beiden Zuständen identisch sind. Hauptsymptome sind Verwirrtheit, Schläfrigkeit, Muskelzittern und zunehmende Bewußtseinseintrübung. Charakteristisch ist eine feuchtwarme, gerötete Haut. Ein Ödem liegt im allgemeinen nicht vor.

Es dürfte kaum vorkommen, daß jemand Wasser bis zum Auftreten von Intoxikationszeichen trinkt und man fragt sich, wo dieses Krankheitsbild beobachtet werden kann. Interessanterweise wird es am häufigsten im Krankenhaus gesehen. Es ist daran zu erinnern, daß der Streß durch Verletzung, Operation, Narkose u. ä. eine Freisetzung von ADH auslöst, das eine Wasserretention bewirkt. Folglich kann ein *Überangebot* an Wasser bei ungenügender Salzzufuhr (z. B. bei einer forcierten Infusionstherapie) in dieser Phase zur Wasserintoxikation führen.

Behandlung. Wenn das Krankheitsbild erkannt ist, muß die Flüssigkeitstherapie sofort gestoppt werden. Um das intracelluläre Wasser leichter zu mobilisieren, werden kleine Mengen konzentrierter Salzlösung gegeben. Durch dieses Vorgehen wird die Diurese stimuliert und dadurch die Ausschwemmung von Wasser beschleunigt.

9.8. Akutes Nierenversagen

Hierunter versteht man eine hochgradige Einschränkung der Nierenfunktion unterschiedlicher Genese. Die häufigste und wichtigste Ursache ist die akute Tubulusnekrose – ein potentiell *reversibles* Krankheitsbild, das nach Schock, Trauma, Verbrennungen, Transfusionsreaktionen und Vergiftungen mit nephrotoxischen Substanzen (z. B. Quecksilber, Tetrachlorkohlenstoff und Äthylenglykoll) auftreten kann. Die Kardinalsymptome sind Oligurie (komplette Anurie ist selten) und Anstieg von Kalium und stickstoffhaltigen harnpflichtigen Substanzen (Azotämie). Die Flüssigkeitszufuhr muß eingeschränkt werden. Die erlaubte Volumenzufuhr errechnet sich aus der Urinausscheidung zuzüglich einer Menge von ca. 400 ml/24 h. Die Diät sollte möglichst arm an Kalium, Proteinen und Natrium sein. Um den Abbau körpereigener Proteine möglichst klein zu halten, müssen mindestens 150 g Glucose/Tag zugeführt werden. Dies kann oral oder bei Bedarf in Form einer hypertonen Lösung intravenös erfolgen. Eine weitere Möglichkeit, den Proteinkatabolismus (Abbau von Proteinen) zu vermindern, ist die Gabe eines anabolen Hormons. In letzter Zeit hat sich die intravenöse Gabe von Infusionslösungen mit Gemischen essentieller Aminosäuren bewährt. Die Hyperkaliämie kann durch orale Zufuhr von Kationenaustauschern unter Kontrolle gehalten werden; mit diesen Stoffen wird Kalium (K^+) aus dem Magendarmsaft durch Austausch gegen Na (Resonium A) oder Ca (Ca-Serdolit) entfernt und damit letztlich die extracelluläre Kaliumkonzentration vermindert.

Wenn sich durch diese Maßnahmen die Stoffwechselstörungen nicht beseitigen lassen, wird eine Hämodialyse („Künstliche Niere") oder eine Peritonealdialyse erforderlich. Letztere ist weniger wirksam, jedoch in Fällen, in denen eine Heparinisierung kontraindiziert ist, vorzuziehen.

9.9. Diabetes insipidus

Diese Krankheit beruht auf einem Mangel oder einem Fehlen des antidiuretischen Hormons (ADH − s. S. 9) und ist charakterisiert durch Ausscheidung enormer Mengen stark verdünnten Urins (Polyurie) und maßlosem Durst (Polydipsie). Es werden riesige Flüssigkeitsmengen getrunken und wieder ausgeschieden − gelegentlich bis zu 40 l/Tag! Verständlicherweise kommt es, wenn die über die Niere verlorengehenden Flüssigkeitsmengen nicht ständig ersetzt werden, schnell zur Dehydratation. Der Urin ist hell und das spezifische Gewicht kann bis auf 1,001 erniedrigt sein. Eine gezielte Behandlung erfordert die Aufklärung und wenn möglich die Beseitigung der *zugrundeliegenden* Erkrankung. Eine wirksame symptomatische Behandlung ist durch Zufuhr des fehlenden Hormons ADH möglich.

10. Säugling und Kleinkind

Der menschliche Embryo besteht zu 95 % aus Wasser. Das Gesamtkörperwasser des Neugeborenen beträgt 75 % des Körpergewichts, ein immer noch hoher Prozentsatz im Vergleich zu 60 % beim Erwachsenen. Da diese „Überwässerung" des Säuglings fast ausschließlich dem Extracellularraum zuzurechnen ist, geht dem Körper Wasser durch die Perspiratio insensibilis relativ schnell verloren. So beginnt für das Neugeborene am ersten Lebenstag ein physiologisch vorgezeichneter Dehydratationsprozeß.

10.1. Physiologische Grundlagen

Im Verhältnis zum Erwachsenen hat der Säugling einen größeren Flüssigkeitsbedarf, größere Flüssigkeitsverluste und kann sich Änderungen des Flüssigkeits- und Elektrolythaushaltes weniger gut anpassen. Im Gegensatz zu einem Erwachsenen mit einem Flüssigkeitsumsatz von ca. 54 ml/kg/Tag beträgt dieser bei einem 3 Monate alten Säugling ca. 150 ml/kg/Tag (Abb. 10.1.). So hat beispielsweise ein 7 kg schwerer Säugling einen Flüssigkeitsumsatz von 150 x 7, d. h. 1050 ml/Tag, während ein 70 kg schwerer Erwachsener auf 45 x 70, d. h. 3150 ml/Tag kommt. Aus diesem Grund sind Dehydratationszustände infolge Erkrankungen und Überwässerung, wie sie bei überreicher Flüssigkeitszufuhr und zu großen Infusionsmengen auftritt, bei Säuglingen wesentlich kritischer und gefährlicher. Die stärkere Gefährdung der Kinder beruht hauptsächlich auf der im Verhältnis zum Körpergewicht größeren Körperoberfläche, den höheren Stoff-

wechselraten und der noch unreifen Nierenfunktion.

Ein 70 kg schwerer Erwachsener mittlerer Größe hat eine Körperoberfläche (KO) von 1,73 m², ein 7 kg schweres Kind bereits 0,38 m² KO; dies entspricht einer Relation von Oberfläche zu Gewicht von 40:1, beim Erwachsenen von 18:1.

Ein Säugling hat folglich eine im Vergleich zwei- bis dreimal (40:18) größere Körperoberfläche als ein Erwachsener und verliert deshalb wesentlich mehr Flüssigkeit über die Haut. Da Stoffwechselrate und Wärmeproduktion der Körperoberfläche proportional sind, übertrifft der Säugling auch in dieser Hinsicht den Erwachsenen mit einer um das 2–3fache höheren Stoffwechselrate pro kg Körpergewicht. Das bedeutet einen relativ größeren Anfall von Stoffwechselschlacken und erfordert dementsprechend eine größere Urinausscheidung. Die Urinausscheidung des Säuglings erhöht sich zusätzlich durch den geringeren Wirkungsgrad der noch unreifen Niere. Die Säuglingsniere kann Urin weniger gut konzentrieren und Wasser bei Überangebot an Flüssigkeit schlechter ausscheiden als die Niere des Erwachsenen. Auch die renalen Regulationsmechanismen im Säure-Basen-Haushalt sind noch insuffizient, da Wasserstoffionen in Form von (NH_4^+) weniger leicht als beim Erwachsenen von der Niere ausgeschieden werden können. Infolgedessen kann der Säugling bei unausgewogener Nahrungszufuhr leicht in eine Acidose geraten. Säuglingsnahrungen, mit denen größere Mengen saurer Valenzen zugeführt werden, sind daher zu meiden.

Natrium und Kalium sind mit dem Flüssigkeitsaustausch eng verknüpft. So fällt beispielsweise bei Fieber und Hungern der Na-

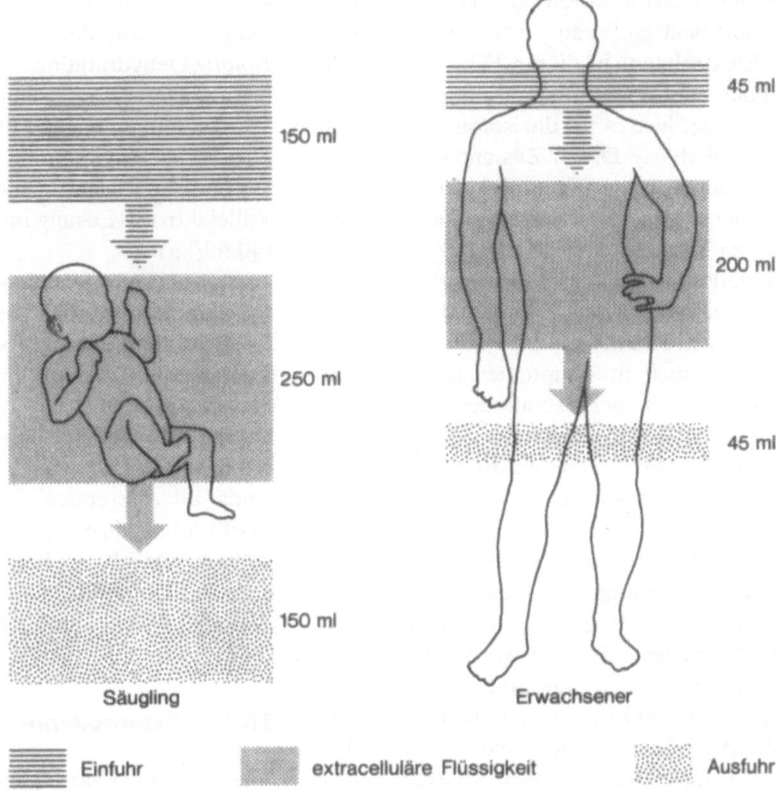

Abb. 10.1. Vergleichende Darstellung der durchschnittlichen, täglichen Flüssigkeitsein- und ausfuhr (pro kg KG) beim Säugling und Erwachsenen. (Aus *Fluid and Electrolytes*, 1960. Mit Genehmigung der Abbott Laboratories, North Chicago, Illinois)

triumgehalt schnell bis in gefährliche Bereiche ab. Umgekehrt kann bei Dyspepsien, bei denen mehr Wasser als Salz verloren geht, der daraus folgende Natriumüberschuß von der unreifen Niere nur schwer beseitigt werden. Die Säuglingsniere ist nicht in der Lage, plötzliche Elektrolytanstiege auszugleichen.

10.2. Behandlungsrichtlinien

Aus dem Gesagten läßt sich leicht ableiten, daß die Behandlung von Flüssigkeits- und Elektrolytstörungen beim Kind Irrtümern sehr viel geringeren Spielraum läßt als beim Erwachsenen. Die therapeutische Breite der Infusionstherapie ist beim Säugling und Kleinkind wesentlich geringer und man hat schnell zu viel oder zu wenig gegeben. Im folgenden sollen einige häufig vorkommende Erkrankungen mit Flüssigkeits- und Elektrolytstörungen behandelt werden.

10.2.1. Dyspepsie

Durchfälle führen beim Säugling zu großen Flüssigkeits-, Natrium-, Kalium- und Bicarbonatverlusten, wobei letztere zur metabolischen Acidose führen. Schwere Fälle können bis zum Schock gehen. Eine gezielte Behandlung richtet sich nach dem Grad und der Art der Dehydratation. In den allermeisten Fällen führen Durchfälle zu einer *isotonen* Dehydratation — d.h. zu *äquivalenten* Verlusten von Wasser und Elektrolyten. Die *hy-*

pertone Dehydratation entsteht bei einem proportional größeren Verlust an Wasser als an Elektrolyten. In diesen Fällen wirken die Kinder eher erregt und unruhig als schlaff und müde, (wie es für die isotone Dehydratation typisch ist). Dieser Zustand kann sich bis zu generalisierten Krampfanfällen steigern. Bei der *hypotonen* Dehydratation, dem seltensten Typ, gehen mehr *Elektrolyte* als Wasser verloren; ein Zustand, der sich bei Zufuhr reinen Wassers weiter verschlechtert. Bei diesem Krankheitsbild kommt es paradoxerweise auch zu Symptomen der Wasserintoxikation, da der Abfall des osmotischen Drucks im Extracellularraum dazu führt, daß Wasser in die Zellen einströmt und damit eine Überwässerung des intracellulären Kompartiments verursacht.

Bei leichter Dyspepsie ist eine Infusionstherapie nur in Ausnahmefällen erforderlich, sie läßt sich in der Regel diätetisch beherrschen. Milch und feste Speisen werden bei Krankheitsbeginn weggelassen und stattdessen gut verträgliche Flüssigkeiten zugeführt, um den Bedarf an Wasser und Elektrolyten zu decken. Beispielsweise können während der ersten 24 h 5%ige Glucose in halbphysiologischer Kochsalzlösung oder gesüßter Tee mit einem halben Teelöffel Kochsalz auf einen Liter (bei einer Menge von 200 bis 300 ml/kg Körpergewicht) gegeben werden. Während der folgenden 24 h kann abgekochte, auf die Hälfte mit Wasser verdünnte und mit Zucker gesüßte Magermilch abwechselnd mit diesen Lösungen zugeführt werden, wobei die Menge zwischen 120 und 150 ml/kg Körpergewicht liegen sollte.

Bei schweren Durchfällen mit toxischen Symptomen und Schockzeichen sind Blutuntersuchungen (Säure-Basen-Status, Natrium und Kalium) dringend erforderlich. Die Behandlung wird sofort mit Zufuhr isotoner Vollelektrolytlösungen begonnen, von denen in der ersten Stunde 20 ml/kg Körpergewicht infundiert werden. Läßt sich der Schock hierdurch nicht beheben, müssen in der folgenden Stunde 10 ml/kg Körpergewicht Volumenersatz verabreicht werden. Sobald die Natriumkonzentration und damit die Art der Dehydratation bekannt ist, empfiehlt es sich,

während der nächsten 6 bis 8 h folgende Lösungen zu infundieren:

Isotone Dehydratation:
Darmsekret-Ersatzlösung (60 ml/kg und 5%ige Glucoselösung (40 ml/kg)
Hypotone Dehydratation:
Darmsekret-Ersatz-Lösung (60 ml/kg) und Vollelektrolyt-Lösung mit 5 % Kohlenhydrat (40 ml/kg)
Hypertone Dehydratation:
Natriumbicarbonat 1/6 molar (20 ml/kg), 5 %ige Glucoselösung (60 ml/kg) und Kalium und Calcium (entsprechend den Laborwerten)
Sobald das Defizit ausgeglichen ist, werden während der folgenden 24 h 1500 ml/m² KO einer bilanzierenden Erhaltungslösung zuführt und solange gegeben, bis ein Nahrungsaufbau möglich ist. Laufende abnorme Verluste in Durchfällen werden mit 5%iger Glucose und Dünndarm-Ersatz-Lösung ausgeglichen.

10.2.2. Pylorusstenose

Obwohl bei Pylorusstenose die Operation letztlich die Therapie der Wahl ist, hängt ihr Erfolg in jedem Fall von der präoperativen Wiederherstellung des Flüssigkeits- und Elektrolytgleichgewichts ab. Dies stellt besondere Anforderungen an die Infusionstherapie, da das für diese Krankheit charakteristische ständige Erbrechen zu einer erheblichen Verarmung des Körpers an Chlorid (als HCl) und Wasser führt. Daran gemessen gehen weniger Natrium und Kalium verloren. Hinzu kommt, daß der Verlust saurer Valenzen zur Alkalose führt, wodurch Serumcalcium in die nicht-ionisierte Form umgewandelt und in *schweren Fällen* eine Tetanie ausgelöst wird (s. S. 28). Kompensatorisch kann die Atmung bis zur Hypoventilation mit erhöhten pCO$_2$-Werten abgeflacht sein, ohne daß in schweren Fällen durch diesen Mechanismus das Säure-Basen-Gleichgewicht wiederhergestellt werden könnte. Das Krankheitsbild ist also überaus komplex — es bestehen Dehydratation, Alkalose, Hypochlorämie, Hyponatriämie, Hypokaliämie und Hypocalciämie.

Erste Behandlungsmaßnahme ist die Gabe von Calciumgluconat (0,5 ml bis 1 ml/kg KG) zur Beherrschung der Tetanie. Die Menge zuzuführender „ansäuernder Lösungen" richtet sich nach dem Grad der Alkalose. Als nächstes werden Rehydratations-Lösungen verabreicht, um die Urinausscheidung in Gang zu bringen. Sobald dies erreicht ist, beginnt man mit der Gabe einer bilanzierenden Erhaltungslösung, wobei das zuzuführende Volumen 3000 ml/m² KO/Tag, abzüglich der bereits zugeführten Starterlösung beträgt. Sobald das Defizit ausgeglichen und der kritische Zustand überwunden ist, wird eine bilanzierende Lösung in der regulären Erhaltungsdosis von 1500 ml/m² KO/Tag verabreicht. Unter der Operation wird dann erneut auf eine kaliumfreie Lösung umgestellt.

Bei Obstruktionen unterhalb des Pylorus oder bei gleichzeitig bestehenden Durchfällen kommt es unter Umständen zu einer Acidose und nicht zur Alkalose, da alkalische Sekrete verlorengehen. In diesen Fällen wird als erste Behandlungsmaßnahme 1/6-molare Natriumbicarbonat- oder Natriumlactatlösung angewandt.

10.2.3. Verbrennungen

Man kann sich gut vorstellen, daß Verbrennungen beim Säugling und Kleinkind noch ernster zu nehmen sind als beim Erwachsenen. Bereits bei einer Ausdehnung von 10 oder mehr Prozent der Körperoberfläche ist eine Infusionsbehandlung praktisch nicht zu umgehen. Entsprechend einer speziellen „Neunerregel"[10] gleichen die Therapierichtlinien denen beim Erwachsenen: Kolloidale Lösungen, Vollelektrolytlösungen, Glucose und Blut werden entsprechend Körpergewicht, Prozentsatz der verbrannten Körperoberfläche und Grad der Verbrennung zugeführt.

10.2.4. Salicylatvergiftung

Erstes Zeichen dieser Vergiftung (meist durch **Aspirin**) ist eine beschleunigte und vertiefte Atmung, die durch direkte Wirkung des Medikaments auf das Atemzentrum hervorgerufen wird. Andere Initialsymptome sind extremer Durst, Erbrechen, profuser Schweißausbruch, Fieber und Verwirrtheit bis zu deliranten Zuständen. Bei schwerer Intoxikation können Kreislaufkollaps, Oligurie (oder Anurie), Blutungsneigung, Koma und Krämpfe auftreten. Interessant ist, daß die initiale respiratorische Alkalose — Folge der Hyperventilation — einer durch das Nierenversagen bedingten metabolischen Acidose weichen kann. Die Behandlung besteht in Magenspülung, Oberflächenkühlung zur Fiebersenkung, Zufuhr von Sauerstoff, um sekundäre Hirn- und Nierenschäden abzuwenden, Infusionen zum Ersatz von Natrium, Kalium und Wasser und zur Verhütung einer Acidose. Die Ausscheidung von Salicylaten kann durch Zufuhr alkalisierender Lösungen beschleunigt werden.

---

[10] Kopf 18 %, Rumpf 40 %, Arme 16 %, Beine 26 %.

11. Anhang

Tabelle 11.1. Die wichtigsten Ionen

Formel	Wertigkeit	Atom- oder Molekulargewicht	Äquivalentgewicht (g)	Milliäquivalentgewicht (mg)
Na^+	1	23	23	23
K^+	1	39	39	39
Mg^{++}	2	24,3	12,2	12
Ca^{++}	2	40	20	20
Cl^-	1	35,5	35,5	35,5
HCO_3^-	1	61	30,5	31
$HPO_4^=$	2	96	48	48
$SO_4^=$	2	96	48	48

Tabelle 11.2. Mittlerer Wasser- und Ionengehalt des Körpers

	Erwachsener (70 kg) Gesamtgehalt	täglicher Umsatz	Kind (10 kg) Gesamtgehalt	täglicher Umsatz
Wasser	42 l	2,5 l	6 l	1 l
Natrium	65 g	3 g	10 g	0,4 g
Kalium	175 g	3,5 g	14 g	2 g
Chlor	85 g	4 g	15 g	0,5 g

Tabelle 11.3. Typischer täglicher Wasserumsatz eines Erwachsenen

Einfuhr		Ausfuhr	
Trinkmenge	1650 ml	Urin	1700 ml
präformiertes Wasser	750 ml	Haut	500 ml
Oxydationswasser	350 ml	Lunge	400 ml
		Stuhl	150 ml
	2750 ml		2750 ml

Tabelle 11.4. Durchschnittliche Elektrolytzusammensetzung von Sekreten und Exkreten des Magen-Darmtrakts (mval/1/24 h)[a]

	Na^+	K^+	Cl^-
Speichel	9	26	10
Magensaft (im Hungerzustand)	60	10	85
Pankreassekret (Fistel)	141	5	76
Galle (Fistel)	148	5	101
Darmsekret	111	5	104
Ileostomie (frisch angelegt)	129	11	116
Ileostomie (alt)	46	3	21
Coecostomie	79	20	45
Ileumsekret (Sonde)	117	5	105
Stuhl bei Kindern			
normal	1	4	0,5
schwerer Durchfall	12	18	8

[a] Nach BLAND, J.H.: *Clinical Recognition and Magnagement of Disturbances of Body Water*, 2nd ed. Philadelphia: Saunders 1956

Tabelle 11.5. Elektrolyt-Plasmaspiegel

Ion	mg%[a]	mval/l[b]
Na^+	325	140
K^+	20	4
Ca^{++}	10	5
Mg^{++}	2	2
Cl^-	360	103
HCO_3^-	60 Vol% (als CO_2)	27

[a] Milligramm pro 100 ml
[b] mval/l (Milliäquivalent pro Liter) errechnen sich aus mg% nach folgender Formel:

$$mval/l = \frac{mg\% \times Wertigkeit \times 10}{Atomgewicht}$$

Beispiel:
Setzt man für Ca^{++} den Normalwert im Serum von 10 mg% ein, erhält man:

$$Ca\ mval/l = \frac{10 \times 2 \times 10}{40} = 5$$

Tabelle 11.6. Mittelwerte des Normalen 24 h-Urins

Menge: 1500 ml		Chlorid (als NaCl)	12 g
Aussehen: Klar		Kreatin	0,03 g
Geruch: „charakteristisch" (ammoniakalisch nach		Kreatinin	1,4 g
längerem Stehen)		Magnesium	0,1 g
Spezifisches Gewicht: 1,015–1,020		Kalium	2 g
pH: 6 (zwischen 4,8–8)		Natrium	4 g
gelöste Substanzen:	60 g	Harnstoff	30 g
Ammoniak	0,7 g	Andere	9,6 g
Calcium	0,2 g		

Tabelle 11.7. Nomogramm zur Bestimmung der Körperoberfläche bei älteren Kindern und Erwachsenen

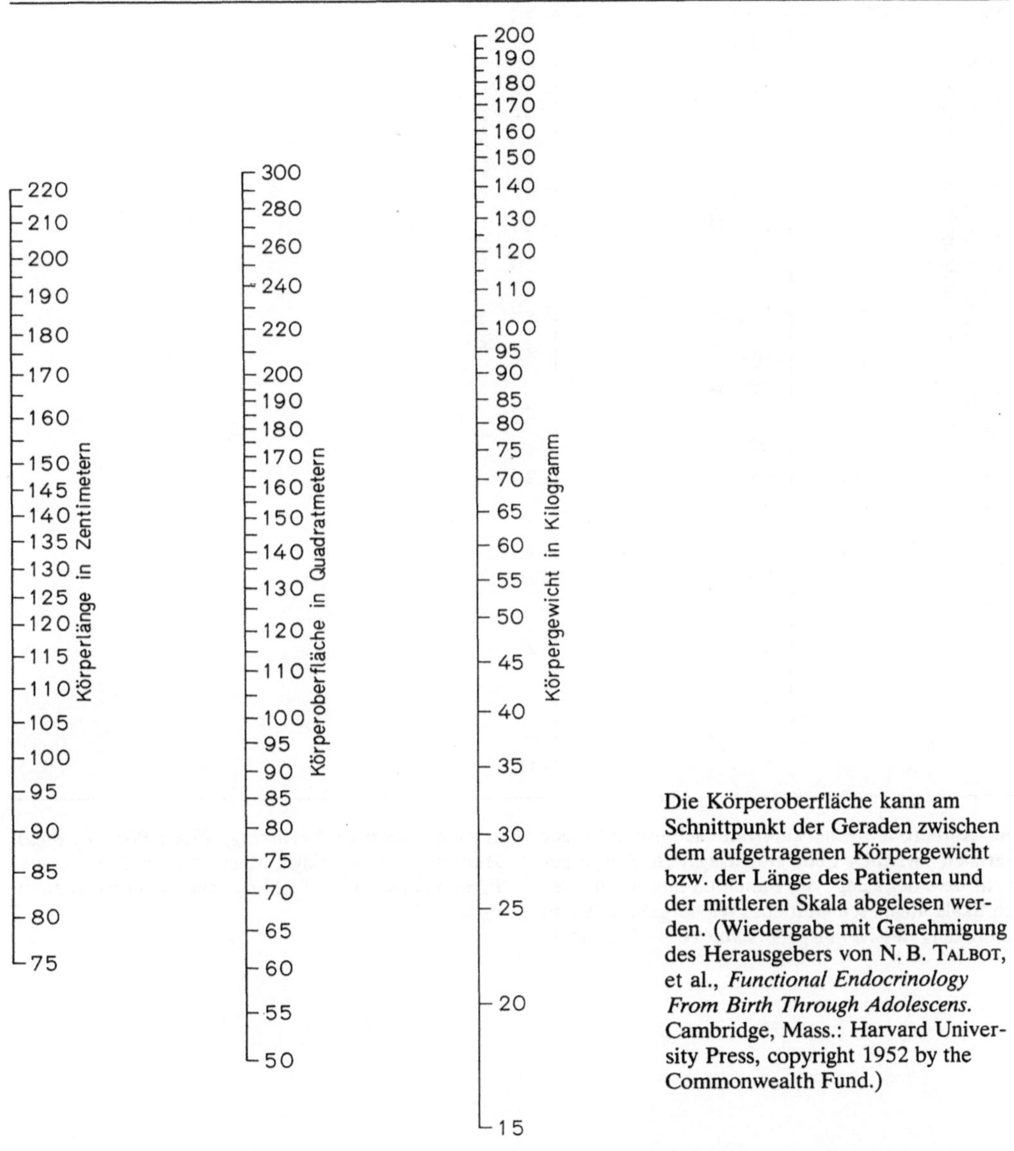

Die Körperoberfläche kann am Schnittpunkt der Geraden zwischen dem aufgetragenen Körpergewicht bzw. der Länge des Patienten und der mittleren Skala abgelesen werden. (Wiedergabe mit Genehmigung des Herausgebers von N. B. Talbot, et al., *Functional Endocrinology From Birth Through Adolescens.* Cambridge, Mass.: Harvard University Press, copyright 1952 by the Commonwealth Fund.)

Tabelle 11.8. Nomogramm zur Bestimmung der Körperoberfläche bei Säuglingen und Kleinkindern

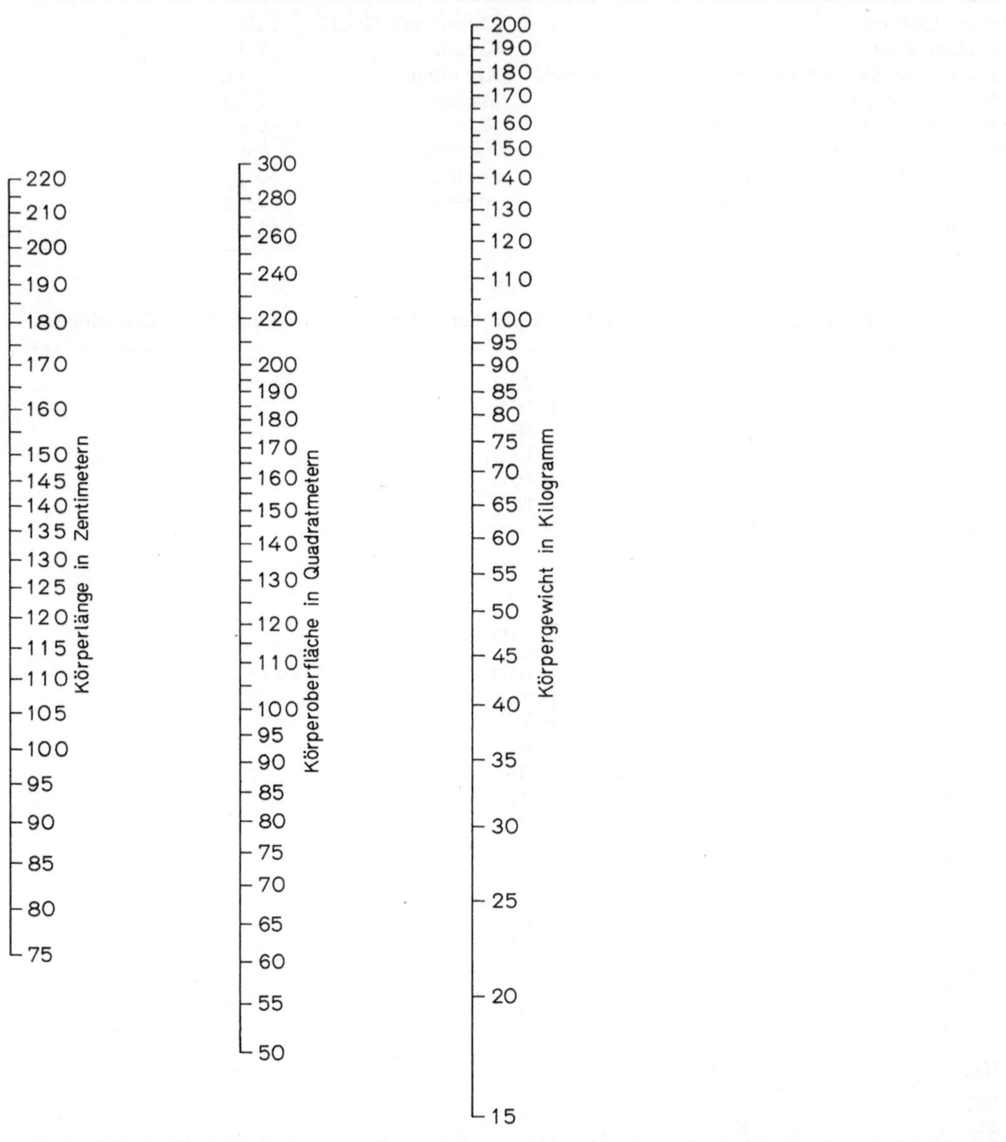

Die Körperoberfläche kann am Schnittpunkt der Geraden zwischen dem aufgetragenen Körpergewicht bzw. der Länge des Patienten und der mittleren Skala abgelesen werden. (Wiedergabe mit Genehmigung des Herausgebers von N. B. TALBOT, et al., *Functional Endocrinology From Birth Through Adolescens.* Cambridge, Mass.: Harvard University Press, copyright 1952 by the Commonwealth Fund.)

Tabelle 11.9. Laborbefunde bei den häufigsten Flüssigkeits- und Elektrolytstörungen

---

Extracelluläres Flüssigkeitsdefizit (Dehydratation)
Hämatokrit erhöht
Hämoglobin erhöht
Erythrocytenzahl erhöht
NaCl-Ausscheidung im Urin vermindert bis fehlend

Vermehrte extracelluläre Flüssigkeit (Hyperhydratation)
Hämatokrit erniedrigt
Hämoglobin erniedrigt
Erythrocytenzahl erniedrigt

Natriummangel[a] (Hyponatriämie)
Plasma-Na$^+$ unter 137 mval/l
Plasma-Cl$^-$ unter 98 mval/l
Urin: spezifisches Gewicht unter 1,010

Natriumüberschuß (Hypernatriämie)
Plasma Na$^+$ über 147 mval/l
Plasma Cl$^-$ über 106 mval/l
Urin: spezifisches Gewicht über 1,030

Kaliummangel[a] (Hypokaliämie)
Plasma K$^+$ unter 3,5 mval/l

Kaliumüberschuß (Hyperkaliämie)
Plasma K$^+$ über 5,6 mval/l

Calciummangel[a] (Hypocalciämie)
Plasma Ca^{++} unter 4,5 mval/l

Calciumüberschuß[a] (Hypercalciämie)
Plasma-Ca^{++} über 5,5 mval/l

Magnesiummangel[a] (Hypomagnesiämie)
Plasma-Mg^{++} unter 1,4 mval/l

---

[a] Gilt für die extracelluläre Flüssigkeit, nicht für den Gesamtorganismus; so kann z. B. trotz Erniedrigung des Gesamtkörperkaliums eine Hyperkaliämie bestehen

Tabelle 11.10. Einfache Methode zur Bestimmung des täglichen Erhaltungsbedarfs

---

HALIDAY und SEGAR haben zur Errechnung des täglichen Erhaltungsbedarfs ein ausgezeichnetes und leicht zu merkendes Verfahren vorgeschlagen, bei dem sich die Benützung von Merkblätter und Tabellen erübrigt. Sie nehmen an, daß die Stoffwechselaktivität eines bettlägerigen Patienten etwa zwischen der beim Grundumsatz und der bei normaler körperlicher Betätigung liegt und daß der Körper für jede verstoffwechselte Calorie 1 ml Wasser und für je 100 Calorien 3 mval Natrium und 2 mval Kalium bzw. Chlor benötigt. Daneben muß berücksichtigt werden, daß:

1. bis zu einem Körpergewicht von 10 kg 100 Cal/kg KG anzusetzen sind.
2. zwischen 10 und 20 kg KG 1000 Cal, zusätzlich 50 Cal für jedes kg über 10 kg KG anzusetzen sind.
3. Über 20 kg 1500 Cal, zusätzlich 20 Calorien für jedes kg über 20 kg KG anzusetzen sind.

Beispiel: Welchen Erhaltungsbedarf hat ein bettlägeriger, 60 kg schwerer Erwachsener?

1. Calorienbedarf: $1500 + (20 \times 40) = 2300$ Calorien
2. Flüssigkeitsbedarf: 2300 ml
3. Elektrolytbedarf:

$$\text{Natrium} = \frac{2300}{100} \times 3 = 69 \text{ mval}$$

$$\text{Kalium} = \frac{2300}{100} \times 2 = 46 \text{ mval}$$

$$\text{Chlor} = \frac{2300}{100} \times 2 = 46 \text{ mval}$$

---

[a] Nach Clinical Applications of Fluid and Electrollyte Balance. Physician Bulletin. Indianapolis, Eli Lilly and Company: 1961

12. Sachverzeichnis

Herausgeber: M. Alcock
P. Barth, K. D. Grosser
W. Nachtwey, G. A. Neuhaus
F. Praetorius, H. P. Schuster
M. Sucharowski, P. Wahl

Fachschwester – Fachpfleger

Innere Medizin – Intensivmedizin

J. M. Krüger

Fortbildung 2

*Überwachung
des zentralen Venendrucks*

Übersetzt aus dem Englischen von
G. und M. Kaiser
60 Abbildungen. Etwa 50 Seiten. 1978.
DM 9,80; US $ 4.60
ISBN 3-540-08574-2

Inhaltsübersicht: Warum Bestimmung des zentralen Venendrucks? – Einführung. – Welche Voraussetzungen muß der Lernende erfüllen? – Lernziele. – Instrumentarium: Venenkatheter. Manometer. – Infusionssystem. Dreiwegehahn. – Theoretische Grundlagen: Definition des zentralen Venendrucks. Beurteilung der Meßergebnisse. – Durchführung der Messung: Prüfung des ZVD-Systems. Meßvorgang. Mögliche Fehlerquellen. – Weiterführende Literatur.

Der vorliegende zweite Fortbildungsband der Reihe Fachschwester – Fachpfleger, Sektion „Innere Medizin und Intensivmedizin" behandelt in enger Anlehnung an die Rahmenrichtlinien der Fachschwesternausbildung in diesem Fachgebiet die Überwachung des zentralen Venendrucks. Nach einem einleitenden Kapitel über die Bedeutung des ZVD bei der Überwachung des Risikopatienten werden die zur Messung notwendigen Apparaturen und die entsprechenden Messtechniken klar und übersichtlich dargestellt, anschaulich ergänzt durch präzise Abbildungen.

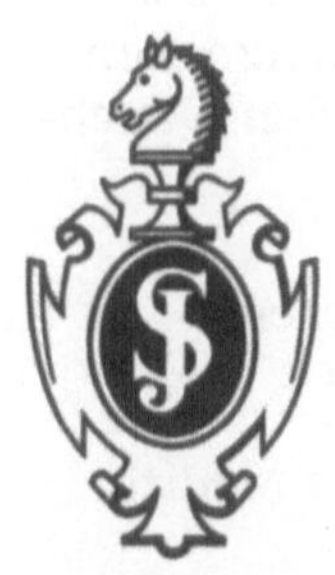

Springer-Verlag
Berlin
Heidelberg
New York

Mengenpreis für die gesamte Reihe bei Abnahme ab 20 Exemplaren 20 % Nachlaß.

Preisänderungen vorbehalten

Fachschwester – Fachpfleger
Anaesthesie – Intensivmedizin

Herausgeber: F. W. Ahnefeld, W. Dick,
M. Halmágyi, H. Nolte, T. Valerius

Weiterbildung 1
Richtlinien. Lehrplan. Organisation

Von F. W. Ahnefeld, W. Dick,
M. Halmágyi, T. Valerius
XIII, 204 Seiten. 1975
DM 24,–; US $ 10.60
ISBN 3-540-07115-6

Aus dem Inhalt: Richtlinien über die
Weiterbildung. – Richtlinien zur Aner-
kennung als Weiterbildungsstätte. –
Richtlinien über die Förderungsfähig-
keit. – Einteilung des Gesamtlehrpla-
nes. – Anmeldung und Zulassung. –
Durchführung der Weiterbildung. –
Leistungsnachweise. – Durchführung
von Prüfungen.

M. Halmágyi, T. Valerius
Weiterbildung 2
Praktische Unterweisung
*Intensivbehandlungsstation –
Intensivpflege*

67 Abbildungen. VIII, 120 Seiten. 1975
DM 24,–; US $ 10.60
ISBN 3-540-07213-6

Inhaltsübersicht: Intensivbehandlungsstation: Wichtige Anhaltspunkte für
den Pflegedienst über die Eigenart der
Arbeitsorganisation einzelner Berufs-
gruppen in der Intensivbehandlung.
Hygiene, Desinfektion und Sterilisation
in der Intensivbehandlung. Mittel und
Materialausstattung in der Intensivbehandlung. Wichtige Anhaltspunkte für
den Pflegedienst bei der Organisation
der mittelbaren Patientenversorgung. –
Intensivpflege: Das Intensivtherapie-
bett. Grundpflege bei Intensivtherapie-
patienten. Aufgaben des Pflegedienstes
bei der Tracheotomie und Handhabung
der Trachealkanüle. Behandlungspflege
bei tracheotomierten Patienten.

M. Halmágyi, T. Valerius
Weiterbildung 3
Praktische Unterweisung
*Punktion. Injektion – Infusion –
Transfusion. Gefäßkatheter*

60 Abbildungen. VII, 120 Seiten. 1976
DM 28,–; US $ 12.40
ISBN 3-540-07723-5

Inhaltsübersicht: Punktion: Venenpunktion. Arterienpunktion. Punktion
der Trachea. Punktion des Spannungs-
pneumothorax. Punktion des Pneumothorax. Punktion des Hydro–, Hämato-
und Pyothorax. Punktion des Herzbeu-
tels. Aszitespunktion. Douglaspunk-
tion. Punktion der Harnblase. Knochen-
markpunktion. Leberpunktion. Lum-
balpunktion. – Injektion. – Infusion. –
Transfusion. – Gefäßkatheter: Vena
cava-Katheter. Katheter in herznahen
Venen und peripheren Gefäßen. – Sach-
verzeichnis.

Die Bände mit dem Titel „Weiterbildung" sind die Grundlage für
die Sektionen „Anaesthesie –
Intensivmedizin" und „Innere Medizin –
Intensivmedizin".

Preisänderungen vorbehalten

Springer-Verlag
Berlin Heidelberg NewYork